ARMADILHAS DA DIETA

ARMADILHAS DA DIETA

TREINE SEU CÉREBRO PARA EMAGRECER E
NUNCA MAIS VOLTE A ENGORDAR

JUDITH S. BECK E
DEBORAH BECK BUSIS

Tradução de
MARCELO BRANDÃO CIPOLLA
E DANIEL EITI MISSATO CIPOLLA

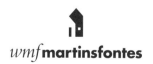

Esta obra foi publicada originalmente em inglês com o título THE DIET TRAP SOLUTION: Train Your Brain to Lose Weight and Keep It Off for Good, por HarperOne, em 2015.

Publicado através de acordo com a HarperCollins Publishers.
Copyright © 2015, Judith S. Beck, Ph.D., e Deborah Beck Busis, LCSW.
Copyright © 2016, Editora WMF Martins Fontes Ltda.,
São Paulo, para a presente edição.

Todos os direitos reservados. Este livro não pode ser reproduzido, no todo ou em parte, armazenado em sistemas eletrônicos recuperáveis nem transmitido por nenhuma forma ou meio eletrônico, mecânico ou outros, sem a prévia autorização por escrito do editor.

1ª edição *2016*
3ª tiragem *2023*

Tradução
MARCELO BRANDÃO CIPOLLA
DANIEL EITI MISSATO CIPOLLA

Acompanhamento editorial
Sorel Silva
Revisões
Solange Martins
Marisa Rosa Teixeira
Produção gráfica
Geraldo Alves
Paginação
Studio 3 Desenvolvimento Editorial
Projeto gráfico e imagem
Erik Plácido
Foto
iStock.com/pixedeli

Dados Internacionais de Catalogação na Publicação (CIP)
(Câmara Brasileira do Livro, SP, Brasil)

Beck, Judith S.
    Armadilhas da dieta : treine seu cérebro para emagrecer e nunca mais volte a engordar / Judith S. Beck e Deborah Beck Busis ; tradução de Marcelo Brandão Cipolla e Daniel Eiti Missato Cipolla. – São Paulo : Editora WMF Martins Fontes, 2016.

    Título original: The diet trap solution : train your brain to lose weight and keep it off for good.
    Bibliografia.
    ISBN 978-85-469-0039-8

    1. Comportamento – Mudança 2. Emagrecimento 3. Perda de peso – Aspectos psicológicos I. Busis, Deborah Beck. II. Título.

16-01137   CDD-613.25

Índices para catálogo sistemático:
1. Emagrecimento e mudança comportamental :
Promoção de saúde   613.25

Todos os direitos desta edição reservados à
Editora WMF Martins Fontes Ltda.
Rua Prof. Laerte Ramos de Carvalho, 133 01325-030 São Paulo SP Brasil
Tel. (11) 3293.8150 e-mail: info@wmfmartinsfontes.com.br
http://www.wmfmartinsfontes.com.br

Sumário

PARTE UM: Escape das armadilhas da dieta
    Capítulo 1: Você foi pego? *3*
    Capítulo 2: Estratégias fundamentais para escapar das suas armadilhas *23*

PARTE DOIS: Armadilhas internas: como eu mesmo me capturo
    Capítulo 3: Armadilhas do estresse *47*
    Capítulo 4: Armadilhas da comilança emocional *63*

PARTE TRÊS: Armadilhas interpessoais: como as outras pessoas me capturam
    Capítulo 5: Armadilhas de insistência alheia *83*
    Capítulo 6: Armadilhas familiares *103*

PARTE QUATRO: Armadilhas externas: como circunstâncias especiais me capturam
    Capítulo 7: Armadilhas de viagens e de comer fora *127*
    Capítulo 8: Armadilhas da época de festas *149*

PARTE CINCO: Armadilhas universais: como todos nós somos capturados
    Capítulo 9: Armadilhas psicológicas *175*
    Capítulo 10: Armadilhas de sair da linha *195*

Conclusão: Livre-se das armadilhas – para sempre *219*
Entre em contato conosco *229*
Apêndice: Planilha de plano de fuga *231*
Agradecimentos *233*
Notas *235*
Índice remissivo *237*

PARTE UM

Escape das armadilhas da dieta

Capítulo 1
Você foi pego?

Livros, planos e programas para dieta. Todos eles querem lhe fazer crer que têm a fórmula mágica. Se você comer o que eles mandam, será rápido e fácil perder peso.

Se isso é verdade, por que dois terços dos norte-americanos estão acima do peso ideal? Por que a maior parte das pessoas perde peso e depois torna a engordar? E isso não somente uma vez, mas repetidas vezes?

Vamos lhe dizer a verdade: perder peso pode ser fácil a princípio, mas continuar a perder peso depois das primeiras semanas ou meses, e depois não voltar a engordar, pode ser dificílimo. A menos que você aprenda a identificar os problemas – as armadilhas – que certamente vai encontrar e saiba desenvolver planos de fuga para cada um deles.

Todos nós nos vemos diante de inúmeras armadilhas. O estresse, os problemas familiares e as pessoas que oferecem comida fazem parte do lado ruim da vida. Mas há também as férias, as comemorações, os feriados – o lado bom da vida. Todas essas situações podem criar armadilhas para quem tem o objetivo de perder peso.

Sem planos especiais para enfrentar essas situações concretas, a luta para não tornar a engordar pode ser constante e exaustiva, e alguns estudos mostram que, a longo prazo, a maioria das pessoas perde essa briga. Por quê? Porque não basta ter um plano alimentar; não basta usar um aplicativo ou um *site*; não basta nem mesmo ter alguém que prepare a comida e a entregue pronta na porta de casa.

É preciso algo mais – algo que você nunca será capaz de bater no liquidificador nem de comprar numa loja. É preciso aprender *como* perder peso, *como* motivar-se a cada dia, *como* mudar os pensamentos sabotadores ("Tudo bem comer este último pedacinho de bolo, senão ele irá para o lixo!"), *como* entrar de novo na linha depois de ter cometido um erro.

Neste livro, você vai aprender a criar planos de fuga personalizados para ajudá-lo a escapar das armadilhas mais difíceis. Vai adquirir as ferramentas de que precisa para não cair ou, se já tiver caído, escapar das armadilhas criadas por outras pessoas e pelas circunstâncias da vida, e até de certas armadilhas universais que todos nós encontramos.

Para ter sucesso, não há dúvida de que você precisa de um plano alimentar. Mas o sucesso não será determinado exclusivamente pelas proteínas, carboidratos e fibras. Você terá sucesso quando aprender a se ater ao seu plano *mesmo quando não estiver com vontade* – quando estiver estressado ou chateado, quando as pessoas lhe oferecerem comida insistentemente, quando for comer em seu restaurante favorito, até quando viajar, comparecer a um evento especial ou comemorar seu aniversário. Os planos de fuga que você criar conterão as soluções de que vai precisar quando vier a tentação. Vão detalhar exatamente o que você precisa dizer para si mesmo e as estratégias que precisa usar quando uma armadilha ameaça tirar você do caminho.

Esta abordagem ajudou milhares de pessoas que fazem dieta a se ater a seus planos e perder peso, mesmo quando confrontadas com desafio após desafio. Vejamos o caso de Jessica, por exemplo. Jessica veio me consultar depois de quase 15 anos de luta contra o peso. Desde a faculdade, havia perdido e ganhado os mesmos 18 kg várias vezes. Lutando agora para equilibrar seus objetivos pessoais de saúde com a frenética carreira de diretora de RH, Jessica se sentia desanimada e estava a ponto de desistir.

Ela sabia tudo sobre a boa nutrição e era capaz de recitar os prós e os contras de praticamente todas as dietas mais populares. Conhecia bem os fatos – mas esses fatos não a ajudavam quando ela estava chateada. Queria desesperadamente aprender como parar de comer sem estar com fome, especialmente quando precisava de consolo. Sabia que *pretzels* cobertos de chocolate, pipoca doce e rosquinhas recheadas não eram saudáveis, mas era isso que ela tinha intenso desejo de comer quando brigava com o namorado ou estava ansiosa diante da possibilidade de perder um prazo importante no trabalho.

"Tudo vai bem durante um bom tempo", ela me contou, "mas, quando estou chateada, caio direto nos doces. Sei que não devia. Sei que, toda vez que faço isso, dou um passo atrás." Ela suspirou. "Não posso fazer nada. Sou fraca. A comida é a única coisa que me acalma."

As dificuldades de Jessica são típicas da armadilha da comilança emocional. Ela não percebia que seu maior desafio não era se sentir tensa; era o que *dizia a si mesma* acerca do fato de estar tensa. Havia se convencido de que jamais conseguiria se sentir bem sem comer.

Não admira que tivesse caído numa armadilha. Havia aceito sem restrições a ideia de que a comida era a única solução para suas frustrações. Um aspecto importante do sucesso da perda de peso no caso de Jessica foi provar para si mesma que isso não era verdade. Sendo humana, Jessica sempre sentiria emoções negativas. Apenas tinha de aprender a lidar com elas de maneira diferente.

Esta é a verdade nua e crua: as dores de cabeça da vida não se importam com o fato de que você quer perder peso. As dificuldades no trabalho, nos relacionamentos, nas finanças e na saúde não vão simplesmente sumir da sua vida. Pelo contrário, por mais injusto que possa parecer, a vida sempre o fará deparar com momentos e situações difíceis – e, em cada um desses momentos e situações, lhe apresentará a tentação de comer. É mais fácil resistir a essas tentações quando você se sente forte e comprometido. Porém, quando se sente fraco ou impulsivo, elas podem parecer inevitáveis, inescapáveis, completamente injustas.

Essas tentações podem se parecer com armadilhas – com *A* maiúsculo.

Como as coisas geralmente acontecem

Se você já tentou perder peso, o mais provável é que algo como isto tenha lhe acontecido:

❶ **Você encontra um plano de dieta que lhe diz que a força de vontade e a disciplina não serão necessárias.** Você acreditou nas propagandas segundo as quais o plano "automaticamente" eliminará a dor da dieta (e da manutenção do peso ideal). A promessa é que, se você simplesmente seguir o plano, os quilos a mais vão desaparecer. E você tem certeza: vão mesmo. Até que enfim. *Esta é a dieta para mim.*

❷ **Você quer acreditar na magia.** (Quem não quer?) Compra a fantasia de que será fácil fazer dieta. Acredita que essa nova dieta eliminará sua fome para que você possa perder todo o peso que quer num prazo bem curto.

❸ **Com o plano em mãos, você... espera mais um pouquinho antes de começar.** Em vez de começar na hora, faz uma "festa de despedida" e

6 ARMADILHAS DA DIETA

come tudo o que quer na quantidade que deseja. Pensa: "É minha última chance – vou aproveitar!" Pode até ser que ganhe alguns quilos comendo macarrão, pizza, bolinhos, batatas fritas, salgadinhos de pacote, bolachas – alimentos que não fazem parte do seu novo plano dietético. Diz a si mesma que isso não importa, pois "Vou começar minha nova dieta na segunda-feira!"

❹ **Você enche a despensa com a fórmula mágica prescrita pelo plano.** Talvez seja toranja, talvez seja quinoa, talvez alguma marca de refeição congelada com baixo teor de gordura, talvez um iogurte grego. Talvez você encha a gaveta da geladeira com couve e beterraba. Renuncia ao chocolate e ao sorvete e começa a pesar a comida, comer nas horas prescritas, beber oito copos de água por dia e fazer mais exercícios físicos. Como um soldado numa missão, está focado e determinado. Desta vez, vai!

❺ **E – este é o detalhe importante – ela funciona! Temporariamente.** Você perde bastante peso (tudo bem, a maior parte dele é água) na primeira semana e se sente entusiasmado e otimista. Tudo é muito fácil, pois sua motivação está alta. (Por que outro motivo você estaria começando a fazer dieta agora?) Os quilinhos a mais parecem estar simplesmente derretendo. E sem suor!

❻ **Você tem a esperança de que todas as semanas seguintes serão semelhantes às primeiras.** Pensa: "Neste ritmo, certamente vou alcançar meu objetivo rapidamente." E depois se engana, pensando que poderá parar de fazer dieta, voltar a comer seus alimentos favoritos e, mesmo assim, manter a forma. Pensa que, desta vez, realmente resolveu o problema.

❼ **Mas então...** sua melhor amiga, sua mãe ou sua nora cozinham um jantar especial para vocês duas. Salada césar, lasanha e pão feito em casa, tostadinho com alho e muita manteiga. Além disso – quanto carinho! –, ela fez *brownies* com nozes trituradas, do jeitinho que você gosta.

Você talvez raciocine: é só uma vez. Ela se esforçou tanto! Você quer que ela saiba o quanto você gostou do presente. Vai comer só uma parte da salada. Mas está tão boa! E você não quer magoá-la deixando um pouco no prato. Ela lhe serve uma porção bem grande de lasanha. Não haverá problema, pois é só hoje. O pão – é difícil comer um pedacinho só. E é impossível não experimentar os *brownies*.

Ora, é uma ocasião especial. Você pode recomeçar amanhã.

Amanhã, porém, você resolve tirar mais um dia para comer tudo o que quer. E talvez mais um dia depois desse, e mais um...

Não admira que você tenha saído dos trilhos, pois nunca aprendeu a lidar com esse tipo de situação. Ninguém jamais a ensinou a se preparar para enfrentar as situações tentadoras, a manter o olhar fixo nos objetivos de longo prazo e a se ater ao plano mesmo quando não estiver a fim. A culpa não é sua. O problema é que você não sabe essas coisas.

As armadilhas estão preparadas e à sua espera

Mesmo que a dieta seja fácil no começo, inevitavelmente chegará o momento em que se tornará um trabalho difícil. A sua força de vontade, que parecia forte, uma hora começa a diminuir. O sorvete de chocolate guardado no fundo do congelador começa a gritar o seu nome. As rosquinhas recheadas no trabalho lhe dão água na boca. Você sente inveja de tudo o que os seus amigos e a sua família comem e se irrita com a injustiça do fato de os seus colegas de trabalho comerem pizza de pepperoni e burritos no almoço enquanto você não pode. (Pelo menos não na mesma quantidade que eles.)

Todos enfrentam essas armadilhas – situações em que você é tentado a comer ou beber de forma que se arrependerá depois: as circunstâncias que o cegam nos segundos que se passam entre "eu não *devo* comer isso" e "droga, eu não *deveria ter comido* aquilo"; as suas vulnerabilidades particulares; o seu calcanhar de Aquiles da dieta.

Bem, tudo isso acabou. Estamos aqui para lhe dizer que há uma solução. Você não precisa mais cair nas suas armadilhas. Pode aprender exatamente o que fazer para evitá-las – e, se cair em uma, aprender como sair dela de imediato e entrar nos trilhos novamente.

A forma de perder peso com sucesso não é intuitivamente óbvia – mas as habilidades necessárias podem ser aprendidas. Como Jessica, você precisará criar os seus próprios planos de fuga. Terá de basear-se no entendimento de por que comete certos erros para saber exatamente o que fazer e o que dizer para si mesmo da próxima vez que enfrentar uma situação desafiadora.

Por exemplo, para superar a armadilha da comilança emocional, Jessica precisava questionar a ideia de que a única forma pela qual podia se acalmar era comendo. Lembrou-se de muitas vezes em que havia sentido emoções negativas, até níveis altos de emoção, mas fora capaz de se acalmar sem comida. Mudando a sua maneira de pensar, foi capaz de refletir sobre como resolver seus problemas, abrindo sua mente para outras atividades que poderia fazer se estivesse se sentindo mal. Descobriu que realmente *poderia* se acalmar com um bom banho de banheira de quinze minutos lendo a revista *People*. E se um banho não resolvesse o problema, ela fez uma lista de outras atividades para experimentar, nenhuma das quais se seguia de culpa e recriminação – ou ganho de peso.

Mas apenas identificar comportamentos alternativos não era o suficiente. Jessica precisava aprender habilidades que a *motivassem* a testar esses novos comportamentos. E precisava de um sistema para sempre se lembrar de que não precisava de comida para se acalmar, de que podia simplesmente aceitar suas emoções negativas sem tentar mudá-las ou que podia focar sua atenção em outra coisa – em resumo, que ela era absolutamente *capaz* de lidar com seus problemas sem comer. O plano de fuga de Jessica a ajudou a mudar sua posição quanto à comida e à preocupação.

Assim que Jessica aprendeu que não precisava de comida para lidar com seus problemas, ela equilibrou a sua alimentação. Perdeu 9 kg sem muita dificuldade. Como ela conseguiu? Com um programa razoável de alimentação e exercícios combinado com um plano de fuga projetado especificamente para lidar com as suas dificuldades. Pela primeira vez, Jessica sentiu que tinha controle sobre a sua vontade de comer doces, mesmo em momentos de forte emoção. As vontades ainda vinham, mas Jessica sabia exatamente como lidar com elas. Sentia-se confiante de que seria capaz de usar as técnicas de *Armadilhas da dieta* a fim de continuar perdendo peso e depois não ganhá-lo novamente. Passou a se sentir outra pessoa.

À medida que você praticar as estratégias apresentadas neste livro, se tornará cada vez mais habilidoso. Verá mais claramente as suas armadilhas e será capaz de evitá-las ou superá-las com mais facilidade. A certa altura, as suas novas maneiras de pensar e se alimentar se tornarão naturais.

A abordagem da equipe Beck

Nós (Judith Beck e Deborah Beck Busis, minha filha, coautora e coordenadora de programas de dieta no Instituto Beck de Terapia Cognitivo-Comportamental na Filadélfia) desenvolvemos um programa para os nossos clientes de dieta no decorrer de muitos anos. O meu primeiro livro, *The Beck Diet Solution: Train Your Brain to Think Like a Thin Person* [A solução Beck para a dieta: treine o seu cérebro para pensar como uma pessoa magra], e um livro de exercícios foram baseados nesse programa. O livro não incluía uma dieta; em vez disso, ensinava às pessoas que faziam dieta uma série de habilidades para perder peso, muitas das quais veremos no próximo capítulo.

Desde o lançamento daquele livro, nos surpreendemos com o sucesso de milhares de praticantes de dieta que seguiram o nosso programa. Ouvimos os comentários de leitores de quase todos os continentes, já que o livro foi traduzido para vinte idiomas. Escutamos homens e mulheres, pessoas de todas as idades, grupos socioeconômicos e etnias. Eles nos mandaram *e-mails*, *tweets*, escreveram postagens no Facebook ou participaram dos nossos *workshops* ou grupos de apoio *online* em diversos *sites*. Por meio dessas interações, começamos a perceber que, embora o livro os ajudasse, muitos desses praticantes de dieta precisavam de sugestões mais específicas para lidar com os desafios do dia a dia que os faziam se desviar. Para alcançar o sucesso pleno, precisavam aprender a vencer os desafios e a ver as armadilhas como oportunidades de mudança positiva. Note, porém, que nossos livros são escritos para quem faz dieta. As pessoas que sofrem de transtornos alimentares precisam de uma abordagem cognitivo-comportamental mais complexa.

Trabalhando nos últimos trinta anos com pacientes e pessoas que fazem dieta, percebemos que às vezes só vemos as armadilhas depois de cairmos nelas. Algumas são tão duradouras que parecem impossíveis de se evitar. Mas, por mais que você se sinta preso, sempre haverá soluções. Lembrar de parar, enfocar novamente o seu objetivo e usar as estratégias que você aprendeu é um reflexo que pode ser treinado. Como com qualquer nova habilidade ou hábito, o segredo é *prática, prática e mais prática*.

Não vamos tentar lhe enganar. Perder peso nunca acontecerá sem esforço. Qualquer um que diga o contrário está sendo desonesto. Para perder peso são necessárias determinação e resistência. Mas, uma vez que você aprenda a escapar das armadilhas, a dieta em geral se torna cada vez mais fácil, apenas com ocasiões intermitentes em que as coisas ficam mais difíceis.

Acima de tudo, *Armadilhas da dieta* o ajudará a reagir contra pensamentos prejudiciais que tornam a dieta mais difícil. Você aprenderá a prever as armadilhas, mudar os seus pensamentos prejudiciais, organizar as suas capacidades de resolver problemas, desenvolver planos de fuga e se tornar o seu melhor aliado. E aprenderá a se recuperar logo em seguida se for pego por uma armadilha, sem esperar até amanhã para recomeçar. A única maneira de ganhar a batalha da perda de peso é aprendendo a reconhecer e superar as armadilhas da dieta.

O poder da sua mente

Uma das concepções errôneas mais comuns sobre a perda de peso é que, para ter sucesso, basta apenas enfocar *o que você come*.

Não é verdade. Mudar *o que você pensa* é um fator igualmente decisivo. Para conseguir *comer* regularmente de forma diferente, é preciso aprender a *pensar* de forma diferente.

Pode ser que você nem esteja consciente, ou não esteja completamente consciente, de como os seus pensamentos influenciam a maneira como você come. Por exemplo, pode ser que você tenha tido pensamentos como estes:

- "Não tem problema comer mais pizza, porque tive um dia ruim."

- "Não é justo que eu não possa comer como as outras pessoas."

- "Eu sei que não deveria comer todo este sanduíche, mas não consigo resistir."

Se você teve esses pensamentos e outros semelhantes, é muito possível que não soubesse como reagir contra eles. Provavelmente os tomou como simples verdades – e acabou comendo mais do que o planejado. Então, você deve ter tido outro pensamento de sabotagem:

- "Já errei, então vou comer o que eu quiser pelo resto do dia e recomeçar amanhã."

Se você continuou nesse caminho, pode ter tido ainda outro tipo de pensamento de sabotagem, um tipo que enfraquece a sua noção de autocontrole:

- "Sou um fraco."

- "Não acredito que trapaceei na dieta!"

- "Errei de novo. Nunca conseguirei perder peso."

Soa familiar? Esse tipo de pensamento é a kriptonita da autoconfiança. Quando esses pensamentos passam pela sua cabeça sem que você reaja, eles o colocam no caminho do fracasso, o desmoralizam e dificultam a volta para o caminho correto. Também minam a sua força de vontade, fazendo-o continuar a cometer um erro depois do outro.

A única forma de perder peso e não voltar a ganhá-lo a longo prazo é aprender a desafiar essas ideias prejudiciais. Na verdade, isso é tudo que elas são: ideias. Não verdades. Quando esses pensamentos prejudiciais surgem, você precisa de uma reação poderosa para lembrar *por que* pretende continuar seguindo o seu plano e exatamente *como* pode fazer isso, seja qual for a armadilha de que você esteja próximo no momento.

Aprender a identificar – e a reagir efetivamente contra – os pensamentos prejudiciais e fora da realidade e a desenvolver soluções concretas para os problemas são partes fundamentais da Terapia Cognitivo-Comportamental, também conhecida como TCC. (*Cognição*, neste contexto, é sinônimo de "pensamentos".) TCC é um tipo de terapia de conversa que já demonstrou ser eficaz para resolver vários problemas psicológicos e comportamentais em mais de mil testes clínicos. Aaron T. Beck, MD (nosso pai e avô, respectivamente), é conhecido pelo mundo afora por ter desenvolvido essa modalidade de tratamento nos anos 1960 e por tê-la refinado desde então.

Recentemente, a TCC se tornou a terapia padrão para muitos psicólogos que ajudam as pessoas a controlar a sua alimentação. Numa pesquisa com mais de 1300 psicólogos licenciados conduzida pela Associação Americana de Psicologia em conjunto com a *Consumer Reports*[1], sete em cada dez psicólogos colocaram as técnicas da TCC entre as estratégias mais eficazes que eles usam com pacientes que enfrentam dificuldades para fazer dieta e perder peso. Demonstrou-se que a TCC ajuda todos, desde pessoas que precisam perder apenas alguns quilos até as que sofrem de obesidade crônica e transtorno da compulsão alimentar periódica[2].

Nós usamos a TCC com muito sucesso na nossa clínica da Filadélfia. Viajamos pelo mundo ensinando a TCC para a perda e manutenção do peso a profissionais da saúde física e mental, a médicos e enfermeiras e a técnicos, treinadores e profissionais da dieta. Fazemos consultas com pesquisadores e programas de perda de peso e escrevemos sobre dietas e manutenção do peso para a mídia. Repetidamente, profissionais e consumidores nos dizem: "O que vocês dizem faz muito sentido. Por que a TCC não é incluída em todo programa de perda de peso?" Somos muito gratas por ver este método literalmente mudar vidas.

A essência da TCC é consciência e mudança. A TCC nos ensina a identificar os pensamentos e sentimentos que dão início a comportamentos prejudiciais. Quando nos conscientizamos dos nossos pensamentos prejudiciais, podemos parar e questionar os nossos princípios. Esse momento de reflexão consciente nos dá a chance de tomar uma decisão diferente. Em vez de pegarmos imediatamente mais um pedaço de pizza, aprendemos a parar e fazer outra escolha.

Imagine o que pode acontecer na próxima vez que você vir um prato de biscoitos deliciosos que não havia planejado comer. No passado, você poderia simplesmente aceitar pensamentos prejudiciais como estes:

- "Não consigo resistir."
- "Tudo bem se eu comer só um."
- "Só essa vez não fará diferença. Vou compensar depois."

Mas imagine o que poderia acontecer se você tivesse se preparado para este momento lendo regular e repetidamente estes "lembretes" para mudar a sua maneira de pensar:

Não vou comer isto de jeito nenhum, porque é comida extra e não faz parte do plano. Se eu ceder, vou ganhar alguns momentos de prazer mas me sentirei mal depois — por muito mais tempo. E correrei o risco de comer fora do plano pelo resto do dia. Não vale a pena!

Já que eu quero perder peso de uma vez por todas, tenho de aproveitar todas as oportunidades para resistir contra alimentos que não estejam no plano. Em alguns minutos, me sentirei orgulhoso de mim mesmo por não ter cedido.

> *Comer o que não está no plano só fortalece a minha "musculatura de desistência", aumentando a possibilidade de eu ceder da próxima vez que quiser comer algo que não esteja no plano. Cada vez que resisto, fortaleço a minha "musculatura de resistência", facilitando que eu permaneça forte da próxima vez.*

Uma vez que você aprender a reagir firmemente contra os seus pensamentos prejudiciais, a perda de peso se tornará progressivamente mais fácil. Você se lembrará de dizer a si mesmo: "Comer essa comida a mais *importa*! Importa sempre!" E fortalecerá a sua confiança de que é capaz de resistir às armadilhas e ter sucesso seguindo o seu plano. Mudando a sua forma de pensar, você também consegue mudar como se sente e o que faz. Temos o poder para mudar os nossos pensamentos – e mudar esses pensamentos pode realmente mudar nossa vida.

Mude os seus pensamentos, mude o seu cérebro

Mesmo que tenha pensado de maneira prejudicial por muitos anos, você praticará as suas novas formas de pensar e se comportar até que elas se tornem quase automáticas. O método é simples e poderoso.

Pesquisas recentes na neurologia demonstraram as mudanças que a TCC pode causar no cérebro. Quando pensamos de uma certa forma por bastante tempo, nosso cérebro fica cada vez mais capacitado para pensar dessa forma. Conseguimos dirigir, pegar o metrô ou o ônibus ou escovar os dentes praticamente no piloto automático, certo? Você pode nem estar consciente dos pensamentos automáticos que precedem comportamentos que parecem acontecer sem nenhuma intenção sua.

O motivo pelo qual essas atividades *parecem* automáticas é que você treinou o seu cérebro: permitiu que esses pensamentos e comportamentos se consolidassem depois de muitos anos fazendo ou pensando a mesma coisa. Não precisa mais pensar conscientemente sobre o que e como fazer quando senta no banco do motorista do seu carro. As alternativas foram selecionadas e descartadas pelo seu cérebro: seus caminhos neurais correspondentes sumiram por falta de uso. Os seus padrões atuais de pensamentos e comportamentos se consolidaram nas conexões do seu cérebro, onde se repetem sem parar.

Mas isto é importante: se você quisesse, *poderia* mudar esses pensamentos e comportamentos a qualquer momento. Poderia olhar pelo retrovisor só *depois* de sair com o carro na rua. Poderia dar a seta depois de fazer uma curva. Poderia acelerar ao se aproximar de um sinal vermelho – ou apertar os freios ao se aproximar de um verde. Essas escolhas *são* possíveis. Temos o poder da escolha, e por isso temos o poder de mudar.

Antigamente os cientistas acreditavam que o nosso cérebro se tornava estático e imutável depois de certa idade, mas agora sabemos que o cérebro é "plástico" – ele continua aprendendo desde o momento que nascemos e nunca para de mudar. A TCC oferece um sistema para mudar os seus pensamentos deliberada e metodicamente, para que possa mudar o seu comportamento.

Mas isso não acontecerá de uma hora para a outra. Você pode ter passado anos (ou décadas) aceitando pensamentos de sabotagem. Porém, a prática de novas formas de pensar – todos os dias – o ajudará a mudar as suas reações às armadilhas que encontrar. Na verdade, estudos demonstraram que a TCC pode gerar mudanças físicas no cérebro.

Com o uso de equipamentos sofisticados de ressonância magnética, os pesquisadores detectaram mudanças nos cérebros de pessoas que fizeram TCC para curar dor crônica e vícios fortes, fobias severas, distúrbio obsessivo-compulsivo e casos graves de depressão[3]. Usando algumas das técnicas que descrevemos neste livro, esses pacientes foram capazes de usar o poder de suas mentes para mudar sua disposição e seu comportamento e superar problemas sérios, em alguns casos com mais eficácia do que pelo uso de medicação – e sem efeitos colaterais. Décadas de pesquisas demonstram que realmente funciona.

Usando essas técnicas constantemente, aprendendo a desafiar os seus pensamentos de sabotagem e conscientemente escolher um comportamento alternativo, você não só muda os seus hábitos como também pode mudar a estrutura do seu cérebro. Você *pode* mudar a sua maneira de pensar. Você *pode* perder peso.

Como as armadilhas se formam

A alimentação é obviamente necessária para a sobrevivência. Comemos quando sentimos fome. Mas também comemos por outros motivos: para satisfazer desejos, para sentir prazer, para socializar, para nos acalmar, para celebrar, para suprimir emoções negativas, para lidar com o estresse. Muitas das nossas tradições e feriados culturais e religiosos incluem comida e bebida. Bolos de aniversário, *happy hour*, jantares festivos – quase toda reunião social inclui comida ou bebida, e o sustento e o prazer que vêm da comida unem as pessoas com experiências compartilhadas positivas. Da mesma forma que ocorre com outra função biológica prazerosa – a procriação! –, a evolução nos programou para gostar de comer por um motivo muito simples: assim mantemos viva a raça humana.

Mas a atitude de que podemos comer o que quisermos, quando quisermos, é problemática. Podemos desenvolver padrões alimentares prejudiciais e difíceis de mudar. Racionalmente sabemos que estaríamos muito melhores se comêssemos de maneira mais saudável; porém, nos momentos de tentação, os pensamentos de sabotagem nos levam direto para as armadilhas.

Assim que você aprender a usar as estratégias da TCC, será capaz de fazer escolhas instantâneas para caminhar na direção do seu objetivo da perda de peso duradoura. Começará a resistir às armadilhas. Mesmo quando cair em uma armadilha, terá as habilidades necessárias para sair dela.

A mente tem um imenso poder. O cérebro é capaz de mudar e continuar mudando.

As nossas numerosas e variadas armadilhas

Todos nós nos deparamos com armadilhas. Qualquer um que tenha tido dificuldades para perder peso já caiu em armadilhas. Cada uma contém certos pensamentos de sabotagem. Por acaso alguma dessas afirmações lhe soa familiar?

Armadilhas de comilança emocional: *"Se estou perturbado, mereço comer."*

Armadilhas do estresse: *"Estou muito ocupado e sobrecarregado para continuar fazendo dieta."*

Armadilhas de quem oferece comida: *"Não posso decepcionar os outros, recusando a comida que me oferecem."*

Armadilhas familiares: *"Não devo pedir que a minha família mude só porque quero perder peso."*

Armadilhas de viagens e de comer fora: *"Tudo bem passar dos limites enquanto estou fora."*

Armadilhas de férias: *"É um momento especial. É natural que eu possa comer o que eu quiser."*

Armadilhas psicológicas: *"Não tenho força de vontade. Não consigo resistir."*

Armadilhas de perder o fio da meada: *"Já perdi o dia. Posso continuar comendo à vontade e voltar ao plano amanhã."*

Cada pessoa tem as suas próprias armadilhas pessoais. Pode ser que, sempre que visita a sua família, você acabe comendo demais. Pode ser que coma salgadinhos ou doces não planejados durante momentos estressantes no trabalho. Pode ser que seja disciplinado durante a semana, mas não consiga resistir às asinhas de frango e aos *nachos* na *happy hour* da sexta-feira. (Sabe que não deveria, mas só a ideia de poder comê-los o faz conseguir passar pelas últimas duas horas de trabalho na semana.)

Você talvez tenha sempre pensado que eram as *situações* que o faziam comer mais do que o planejado. Ou talvez acreditasse que comer era automático ("Não sei o que aconteceu. De uma hora para a outra o pacote de salgadinhos estava vazio!"). Porém, ao contrário de funções corporais como o batimento do coração, comer não é automático. Não há nenhuma conexão inquebrável entre situações e hábitos alimentares. A sua alimentação sempre é influenciada pelo que você pensa. Por exemplo:

Situação: *Oferecem a você mais um pedaço de bolo numa festa de aniversário.*

Pensamento de sabotagem: *"Tudo bem comer este pedaço. Vou compensar depois."*

Comportamento: *Você come o bolo. E depois se sente mal.*

No entanto, um resultado diferente acontece assim que você aprende a parar e lembrar que pode fugir dessa armadilha com uma reação diferente.

Mesma causa: *Oferecem a você mais um pedaço de bolo.*

⬇

Mesmo pensamento de sabotagem: *"Tudo bem comer este pedaço. Vou compensar depois."*

⬇

Reação: *[Desta vez você para, reflete sobre os seus objetivos e diz a si mesmo] "Não, não vou comer isto de jeito nenhum. Se eu comer, vou ter alguns momentos de prazer, mas depois ficarei bravo comigo mesmo. Além disso, não vou gostar tanto de comer, porque me sentirei culpado. Abrir exceções sempre me causou problemas no passado. Não vale a pena."*

⬇

Comportamento: *Desta vez, você recusa o bolo extra. E sente-se orgulhoso de si mesmo.*

Esses segundos críticos de parar e reagir fazem toda a diferença. *Armadilhas da dieta* o ensina a prever as situações de alto risco, saber de antemão qual será o seu pensamento de sabotagem e ensaiar reações positivas antes de as circunstâncias difíceis chegarem.

O teste que começa na página 19 o ajudará a descobrir quais armadilhas são as mais desafiadoras para você. Depois você começará a dominar as estratégias básicas que serão cruciais para superar as armadilhas que o perturbam. Por fim, criará planos de fuga personalizados, integrando as estratégias básicas com estratégias específicas projetadas para cada armadilha. Na medida em que seguir em frente, você descobrirá que pode usar esse método integrado não somente para perder peso, mas também para alcançar seus objetivos em outras situações difíceis.

Como podemos aprender a escapar das armadilhas

Descrevemos oito tipos de armadilhas neste livro. Você verá alguns praticantes de dieta (clientes reais, mas com seus nomes e alguns detalhes pessoais alterados) às voltas com as suas próprias armadilhas. Verá como os pensamentos de sabotagem lhes causaram problemas, como eles caíram nas armadilhas e o que fizeram e disseram a si mesmos para evitá-las. Você aprenderá habilidades cognitivas e comportamentais que o ajudarão a se motivar todos os dias, a desafiar a voz interior que tenta sabotar os seus esforços e a voltar à linha quando você falhar. Aprenderá um processo que, em etapas, o ajudará a juntar as estratégias mais eficazes para você, de tal forma que possa começar a abrir novos caminhos neurais. Por meio de histórias, exemplos e dicas específicas, aprenderá habilidades importantes:

Estratégias cognitivas para ajudá-lo a mudar a sua mentalidade

Estratégias motivacionais que o lembrem por que se manter no plano vale a pena, independentemente das circunstâncias

Estratégias psicológicas para ajudá-lo a controlar problemas como o desânimo e as sensações de privação, de sobrecarga, de falta de motivação ou de apatia

Estratégias comportamentais para ajudá-lo a estabelecer novos hábitos

Estratégias de solução de problemas para ajudá-lo a resolver os desafios do dia a dia

Na sessão final do capítulo dedicado a cada tipo de armadilha, você identificará as situações mais desafiadoras para você e criará um plano de fuga para cada uma delas. Focará a sua atenção nos seus próprios pensamentos e comportamentos de sabotagem. Aplicará as estratégias aprendidas contra os pensamentos prejudiciais para resolver problemas da vida real, para se disciplinar com consistência, para implementar mudanças comportamentais e controlar os problemas psicológicos que o desviam do caminho. *Finalmente* será capaz de fazer mudanças na sua alimentação, mudanças que poderá manter ao longo do tempo.

A terapia cognitivo-comportamental realmente é o elo perdido na sua jornada de perda de peso. Usando essa abordagem, você aprenderá a deixar de lado o seu velho jeito de ser e a aproveitar os benefícios da perda de peso:

Ser mais magro e mais saudável

Ter mais energia

Aumentar a sua autoconfiança

Sentir que controla a comida e não é controlado por ela

Sentir-se mais atraente

Dar um exemplo saudável para os seus filhos

Sentir-se bem comprando roupas novas

Ter mais confiança no trabalho e em situações sociais

E muitos, muitos outros benefícios, alguns que você talvez só venha a perceber no futuro

Você não precisa de equipamentos sofisticados nem precisa pagar mensalidades altas ou encomendar refeições especiais. Pode seguir a dieta saudável e sustentável que quiser; nós apenas o ensinamos a permanecer nela.

TESTE: Quais são as piores armadilhas para você?

Nas páginas deste livro, você encontrará os oito tipos de armadilhas em que as pessoas que fazem dieta mais tendem a cair. Quase toda pessoa que se esforça para perder peso e não voltar a engordar se depara com estes problemas. Quando você souber quais são as armadilhas em que mais cai, poderá criar planos de fuga para saber exatamente o que fazer quando estiver vulnerável.

Faça este teste para identificar as armadilhas em que você cai. Depois de começar a aplicar com constância e diariamente todas as estratégias fundamentais descritas no capítulo 2, leia os capítulos correspondentes às suas armadilhas para criar um programa personalizado e adaptado às suas necessidades pessoais.

PONTUAÇÃO:

Para cada "Nunca", atribua-se 0 ponto.

Para cada "Quase nunca", atribua-se 1 ponto.

Para cada "De vez em quando", atribua-se 2 pontos.

Para cada "Sempre ou quase sempre", atribua-se 3 pontos.

Qualquer tipo de armadilha em que você marque 5 ou mais pontos é problemática para você; talvez tenha de ler e reler os capítulos correspondentes para interiorizar as estratégias. Porém, não deixe de ler também os capítulos em que você respondeu pelo menos uma vez "De vez em quando", prestando especial atenção àqueles em que respondeu pelo menos uma vez "Sempre ou quase sempre".

1. Com que frequência você tende a comer para relaxar depois de um dia estressante?

☐ Nunca ☐ Quase nunca ☐ De vez em quando ☐ Sempre ou quase sempre

2. Com que frequência recorre a comida de lanchonete ou a opções alimentares menos saudáveis e de mais fácil acesso quando está estressado?

☐ Nunca ☐ Quase nunca ☐ De vez em quando ☐ Sempre ou quase sempre

3. Com que frequência tende a dizer a si mesmo: "Estou ocupado demais para fazer dieta agora"?

☐ Nunca ☐ Quase nunca ☐ De vez em quando ☐ Sempre ou quase sempre

TOTAL DE ESTRESSE _____

4. Com que frequência você tende a comer quando está sofrendo?

☐ Nunca ☐ Quase nunca ☐ De vez em quando ☐ Sempre ou quase sempre

5. Com que frequência tende a comer mais do que devia quando está cansado, entediado ou adiando algo que tem de fazer?

☐ Nunca ☐ Quase nunca ☐ De vez em quando ☐ Sempre ou quase sempre

6. Com que frequência tende a pensar "Comer é a única coisa que faz com que eu me sinta melhor" ou "Se eu estou sofrendo, mereço poder comer"?

☐ Nunca ☐ Quase nunca ☐ De vez em quando ☐ Sempre ou quase sempre

TOTAL DE COMILANÇA EMOCIONAL _____

7. Com que frequência você tende a dizer a si mesmo: "Tenho de comer, pois não quero ser mal-educado"?

☐ Nunca ☐ Quase nunca ☐ De vez em quando ☐ Sempre ou quase sempre

8. Com que frequência tende a ceder à pressão quando as pessoas o instam a comer ou beber mais do que devia?

☐ Nunca ☐ Quase nunca ☐ De vez em quando ☐ Sempre ou quase sempre

9. Com que frequência tende a sentir que não tem o direito de recusar comida que não faça parte do seu plano alimentar?

☐ Nunca ☐ Quase nunca ☐ De vez em quando ☐ Sempre ou quase sempre

TOTAL DE INSISTÊNCIA ALHEIA _____

10. Com que frequência você tende a comer demais quando a família o aborrece?

☐ Nunca ☐ Quase nunca ☐ De vez em quando ☐ Sempre ou quase sempre

11. Com que frequência tende a sair do plano alimentar durante refeições ou reuniões em família?

☐ Nunca ☐ Quase nunca ☐ De vez em quando ☐ Sempre ou quase sempre

12. Com que frequência tende a querer contentar sua família em vez de fazer o que tem de fazer para perder peso (p. ex., manter em casa alimentos de "alto risco", fazer concessões para poder comer junto com todos, guardar você mesmo as sobras)?

☐ Nunca ☐ Quase nunca ☐ De vez em quando ☐ Sempre ou quase sempre

TOTAL DE PROBLEMAS FAMILIARES _____

13. Com que frequência você tende a ir a um restaurante ou a um evento sem planejar com antecedência o que vai comer?

☐ Nunca ☐ Quase nunca ☐ De vez em quando ☐ Sempre ou quase sempre

14. Com que frequência tende a suspender completamente a dieta quando viaja em férias?

☐ Nunca ☐ Quase nunca ☐ De vez em quando ☐ Sempre ou quase sempre

15. Com que frequência tende a comer ou beber demais em reuniões sociais?

☐ Nunca ☐ Quase nunca ☐ De vez em quando ☐ Sempre ou quase sempre

TOTAL DE VIAGENS E DE COMER FORA _____

16. Com que frequência você tende a encarar as festas como "momentos em que não se faz dieta"?

☐ Nunca ☐ Quase nunca ☐ De vez em quando ☐ Sempre ou quase sempre

17. Com que frequência tende a dizer a si mesmo: "Vou tornar a prestar atenção na alimentação depois que passar o período de festas de fim de ano?"

☐ Nunca ☐ Quase nunca ☐ De vez em quando ☐ Sempre ou quase sempre

18. Com que frequência tende a ganhar mais de 0,5 kg ou 1 kg durante o período de festas de fim de ano?

☐ Nunca ☐ Quase nunca ☐ De vez em quando ☐ Sempre ou quase sempre

TOTAL DE FESTAS _____

19. Com que frequência você tende a se sentir desanimado ou sobrecarregado por causa da dieta?

☐ Nunca ☐ Quase nunca ☐ De vez em quando ☐ Sempre ou quase sempre

20. Com que frequência tende a ter sensação de privação ou injustiça quando vê o que as outras pessoas estão comendo?

☐ Nunca   ☐ Quase nunca   ☐ De vez em quando   ☐ Sempre ou quase sempre

21. Com que frequência tende a dizer a si mesmo: "Não admira que não consiga perder peso – estou desmotivado" ou "Não tenho força de vontade"?

☐ Nunca   ☐ Quase nunca   ☐ De vez em quando   ☐ Sempre ou quase sempre

TOTAL DE QUESTÕES PSICOLÓGICAS _____

22. Com que frequência você tende a se criticar ou a deixar de fazer refeições depois de comer demais?

☐ Nunca   ☐ Quase nunca   ☐ De vez em quando   ☐ Sempre ou quase sempre

23. Com que frequência tende a dizer a si mesmo: "Hoje já estraguei tudo. Vou comer o que bem quiser e amanhã volto a fazer dieta"?

☐ Nunca   ☐ Quase nunca   ☐ De vez em quando   ☐ Sempre ou quase sempre

24. Com que frequência tende a ter dificuldade para voltar à linha no dia seguinte depois de ter saído dela?

☐ Nunca   ☐ Quase nunca   ☐ De vez em quando   ☐ Sempre ou quase sempre

TOTAL DE SAIR DA LINHA _____

Para criar seu plano de fuga

Sua jornada começa com as dez estratégias fundamentais apresentadas no próximo capítulo. Você vai adotá-las uma a uma, pela ordem, e usá-las como parte de cada plano de fuga. À medida que for se familiarizando com elas, descobrirá que pode usá-las nas mais diversas situações – para seguir com regularidade um programa de exercícios físicos, por exemplo, coisa que é essencial para a boa saúde, mesmo que você não queira perder peso!

Perder os quilos a mais pode ser apenas a primeira de muitas mudanças que você fará em sua vida. *Armadilhas da dieta* o ensinará a aproveitar o poder da sua mente para fazer as mudanças acontecerem.

Vamos começar!

Capítulo 2

Estratégias fundamentais para escapar das suas armadilhas

Quer que seja esta a *última vez* em que você tenta perder peso? Sabemos que você provavelmente está ansioso para começar a dieta a fim de perder peso rapidamente. Quem não estaria? Mas queremos que você pense nas seguintes perguntas: por acaso o fato de ter entrado de cabeça numa dieta funcionou bem para você no passado? O que você tem a aprender com a sua própria história? Emagreceu rapidamente – mas depois tornou a engordar? Nosso palpite é que você sempre voltou a cair nas mesmas armadilhas. Caso contrário, não estaria lendo este livro agora.

Em vez de se concentrar na sua vontade imediata de perder peso, queremos que você tenha uma perspectiva mais ampla e a longo prazo. Se você é parecido com a maioria das pessoas, está há anos procurando a dieta perfeita, uma dieta que lhe permita fazer mudanças de curto prazo a fim de perder peso rapidamente e com facilidade. Mas talvez não tenha percebido que:

❶ Você precisa de um plano alimentar que seja saudável, razoável, flexível e sustentável e que, além disso, você seja capaz de seguir não só enquanto estiver perdendo peso, mas também depois, *durante o tempo que for preciso para que você mantenha o peso ideal.*

❷ Você precisa de habilidades que lhe permitam manter essa dieta enquanto estiver perdendo peso e também depois, *durante o tempo que for preciso para que você mantenha o peso ideal* – independentemente dos problemas que tiver na vida e das armadilhas que estejam à sua espreita.

❸ Você precisa aprender essas estratégias *antes* de começar a seguir um plano alimentar. Dia após dia, praticando essas estratégias, você aumentará sua disciplina; dia após dia, ganhará confiança na sua capacidade de fazer o que precisa fazer, mesmo que não esteja com vontade. Queremos que você desenvolva a autodisciplina e a autoconfiança com atividades mais fáceis antes de enfrentar a tarefa muito mais difícil de fazer mudanças duradouras em matéria do que e quando comer.

Estas dez estratégias fundamentais, descritas pela primeira vez em *The Beck Diet Solution*, aumentam imensamente a probabilidade de você emagrecer e não voltar a engordar. E este é o segredo do sucesso: por mais que sinta a tentação de fazê-lo, não procure mudar logo de saída *o que* você come. Antes de fazer isso, espere até conseguir dominar as primeiras oito habilidades. Domine-as (todas, não somente as que você tiver vontade de aprender) uma por uma na ordem em que forem apresentadas. Assim, você aprenderá não somente o que comer, mas também *como fazer dieta*.

Estas dez estratégias serão usadas ao longo de todo o livro porque são essenciais para evitarmos as armadilhas ou escaparmos delas. Na verdade, se você se limitar a usar essas dez ferramentas de modo regular, *vai perder peso*. Mas também sabemos por experiência que são necessárias habilidades adicionais, mudanças específicas de mentalidade e noções especiais de resolução de problemas para nos ajudar a escapar de cada armadilha. O teste da página 19 é o primeiro passo para você descobrir quais são as armadilhas que mais o afetam e começar a escapar delas.

Não é preciso muito preparo para começar a usar estas estratégias fundamentais. Arranje algumas fichas pautadas para arquivo ou cartões de visita em branco; depois, tire cópias da lista de estratégias fundamentais (na página 25 ou por *download* no *site* www.beckdietsolution.com) e do plano de fuga (na página 231 ou por *download* no *site* www.beckdietsolution.com) e arranje um caderninho. Pronto!

Antes de começar, no entanto, veja bem o que está passando pela sua cabeça. Já está tendo pensamentos de sabotagem? Talvez esteja pensando: "Isso vai me dar muito trabalho. Tenho de perder peso rapidamente! Basta que eu leia sobre as habilidades, não preciso praticá-las."

Se você está pensando assim, queremos lhe fazer esta pergunta: o que você diria à sua melhor amiga se ela tivesse tentado emagrecer, não tivesse conseguido e agora estivesse perguntando a você o que fazer? Sugeriria que ela não fizesse mudança alguma? Que continuasse fazendo o mesmo que já havia feito – e que nunca havia funcionado a longo prazo?

ESCAPE DAS ARMADILHAS DA DIETA

É hora de tentar algo diferente – algo que funcione. Porém, se ainda não estiver convencido, faça uma experiência. Leia o livro sem fazer nenhuma mudança ou use somente as estratégias que tiver vontade de usar. Faça essa experiência durante algumas semanas ou meses. Se funcionar, ótimo! Se, no entanto, a certa altura você voltar a ganhar peso, esperamos que compreenda a necessidade de instituir todas estas habilidades para realmente alcançar sua meta de emagrecer e não tornar a engordar.

As dez habilidades que você vai usar para escapar de suas armadilhas estão contidas na lista de estratégias fundamentais. Preencha essa lista toda noite. Nos primeiros dias, você vai se concentrar somente na Estratégia Fundamental Nº 1 e terá apenas um quadradinho para preencher. Pratique essa estratégia durante alguns dias ou uma semana, *domine-a* e só então acrescente a Estratégia Fundamental Nº 2. Prossiga dessa maneira, avançando sistematicamente ao longo da lista e dominando as estratégias fundamentais na ordem em que são apresentadas.

Lista de estratégias fundamentais

Semana: _____

	D	S	T	Q	Q	S	S
1. Ler minha lista de vantagens.	□	□	□	□	□	□	□
2. Sentar-me para comer, comer devagar e desfrutar de cada bocado.	□	□	□	□	□	□	□
3. Elogiar a mim mesmo ao longo do dia.	□	□	□	□	□	□	□
4. Ler meus lembretes.	□	□	□	□	□	□	□
5. Pesar-me.	□	□	□	□	□	□	□
6. Fortalecer minha musculatura de resistência.	□	□	□	□	□	□	□
7. Administrar a fome e os desejos alimentares.	□	□	□	□	□	□	□
8. Comer de acordo com o cronograma planejado.	□	□	□	□	□	□	□
9. Seguir meu plano alimentar.	□	□	□	□	□	□	□
10. Criar ou rever minhas "memórias que valem a pena".	□	□	□	□	□	□	□

Por que você precisa preencher a lista à noite? Descobrimos que os pensamentos de sabotagem podem obstaculizar seriamente a prática das habilidades. Você talvez pense: "Esta habilidade não é muito importante. Não preciso praticá-la." Ou: "Não estou com vontade de fazer isso agora. Vou fazer depois." A lista o obriga a encarar sua responsabilidade e a admitir com sinceridade o que você fez e o que deixou de fazer. *Realmente* quer emagrecer e, desta vez, não voltar a engordar? Então, é hora de *garantir* que esteja praticando as habilidades necessárias.

Vamos então à primeira estratégia fundamental.

Estratégia Fundamental Nº 1: Crie uma lista de vantagens para motivar-se diariamente. Você quer emagrecer por um motivo – provavelmente, por vários motivos incrivelmente importantes. É provável, ainda, que esses motivos estejam ocupando espaço em seu cérebro há muito tempo. Mas também é provável que você nem sempre seja capaz de se lembrar deles nos momentos em que mais precisa: quando sente a tentação de comer algo que não deve.

Lembre-se da última vez em que você comeu algo de que depois realmente se arrependeu. Por acaso estava pensando algo assim: "Quero comer isto, mas prefiro perder peso, ter mais autoconfiança, me sentir mais atraente, usar roupas de tamanho menor, me movimentar com mais facilidade" e por aí afora? Provavelmente não; caso contrário, teria sido capaz de resistir. *Desta vez*, no entanto, você vai se acostumar a ler repetidamente os motivos pelos quais quer perder peso, de modo que eles estejam sempre vivos na sua mente quando você encontrar uma armadilha. *Desta vez*, vai se lembrar por que é importante manter o controle sobre a alimentação.

Faça uma lista de todas as vantagens da perda de peso. Talvez você encontre de dez a quinze motivos altamente instigantes. (Na página seguinte você verá uma lista de vantagens simples escrita por Jessica, que você conheceu no capítulo 1.) Se quiser, escreva cada vantagem numa ficha separada. Leia essas vantagens toda manhã e releia a lista inteira (ou as fichas) sempre que necessário ao longo do dia para aumentar sua motivação.

Importante: *não* procure simplesmente se lembrar de cabeça do que está na lista. Não há dúvida de que, quando sentir um desejo alimentar forte, você não estará se concentrando nesses motivos importantes. Constatamos que a leitura reiterada dos motivos que você tem para perder peso permite que você reflita cuidadosamente sobre cada um e os fixe firmemente no cérebro. Somente pensar sobre eles não é o suficiente. Por isso, não deixe de *ler* a lista!

ESCAPE DAS ARMADILHAS DA DIETA

A lista de vantagens de Jessica

1. Terei mais autoconfiança para falar com meu chefe e com os diretores dos departamentos.

2. Poderei voltar a usar minhas roupas antigas, especialmente *shorts* e saias.

3. Voltarei a usar roupas coloridas, não somente pretas, e voltarei a ter prazer em sair para comprar roupas, como fazia antigamente.

4. Conseguirei subir escadas sem perder o fôlego.

5. Poderei dançar em festas e casamentos.

6. Farei mais atividades esportivas com Josh, como caminhar e andar de caiaque.

7. Não ficarei diabética.

8. Eu me sentirei orgulhosa de mim mesma.

9. Não estarei à mercê de desejos alimentares e emoções negativas.

10. Gostarei de me olhar no espelho e de tirar fotos.

Algumas ideias para que as vantagens sempre pareçam novas: de vez em quando, embaralhe as cartas. Rearranje as fichas de tal modo que as mais significativas naquele dia específico estejam em cima. Visualize detalhadamente como serão as coisas quando você obtiver aquela vantagem; imagine como você vai se sentir quando isso acontecer. Digite a lista em seu computador, *tablet* ou telefone. Faça com que os diferentes itens apareçam em balõezinhos no telefone ou no computador ao longo do dia.

Ao criar a lista de vantagens e relê-la reiteradamente, você

• **Se concentra no que vai ganhar** com o tempo e o esforço que está empenhando na dieta, e não no que está "perdendo".

• **Fixa os motivos na mente de modo mais firme**, o que o ajudará quando estiver diante de uma armadilha. Toda vez que ler as fichas, você estará fortalecendo certos caminhos neurais e reestruturando os pensamentos automáticos do cérebro.

Estratégia Fundamental Nº 2: Sente-se para comer, coma devagar e desfrute de cada bocado. No fim, você vai comer menos bocados do que come hoje. Por isso, queremos que aprenda a tirar de cada um a máxima satisfação possível. Se você está acostumado a comer rapidamente sem prestar atenção a cada bocado, esta habilidade talvez seja um pouquinho mais difícil do que você imagina. Algumas pessoas que fizeram dieta por muito tempo sem sucesso chegam até a tentar não prestar atenção no que comem, pois, se prestassem, sentir-se-iam culpadas.

Você não será capaz de prestar atenção à comida e desfrutar dela plenamente se não estiver sentado. Infelizmente, quem come de pé geralmente come sem consciência e não se satisfaz tanto. A insatisfação pode levá-lo a comer mais. Na verdade, é muito provável que quem come de pé consuma centenas de calorias extras (ou mais) por dia. Certas pessoas beliscam de pé diante da geladeira ou do armário. Outras beliscam quando estão pondo a comida na mesa ou guardando as sobras. Outras ainda experimentam ofertas no supermercado. De algum modo, você se engana e pensa que esse tipo de comida "não conta". Mas é claro que conta! Cada caloria que você ingere é uma caloria a mais no seu organismo.

Também é difícil prestar atenção na comida quando se está distraído, quer pela televisão, quer pela internet, quer por uma revista. Além disso, conversar com os companheiros de almoço também pode ser fonte de distração. Não é preciso eliminar essas distrações, mas você terá de aprender a se concentrar plenamente na sua comida. Para tanto, terá de fazer algumas refeições sozinho, sem nenhuma distração.

Depois de dominar essa etapa, reintroduza as distrações. Um lembrete visual (como uma toalhinha de serviço americano diferente) ou auditivo (como um toque periódico no seu telefone) pode lembrá-lo de se perguntar: "Estou prestando atenção à minha comida nestes últimos bocados?" Se não estiver, ponha os talheres de lado, tome um golinho d'água e comece de novo. Além disso, considere a possibilidade de mastigar bocados menores. Você pode comer uma fatia de torta de maçã em cinco bocados, mas, se comê-la em quinze bocados, terá dez bocados a mais para curtir.

Quando come sentado, devagar e prestando atenção, você

- **Toma consciência do quanto está comendo realmente.** Já não vai comer batatinha atrás de batatinha sem sequer se dar conta.

- **Desfruta mais do que come.** Será capaz de sentir melhor os sabores e texturas da comida, que lhe dará assim mais satisfação sensorial – pelo mesmo preço.

- **Tem mais satisfação psicológica.** Quando vê toda a comida que você vai comer arrumadinha na mesa à sua frente, você se sente mais satisfeito do que se perder esse estímulo visual comendo um alimento após o outro, em pé.

- **Tem mais satisfação física.** Quando come devagar, você dá oportunidade ao cérebro para que emita sinais de saciedade antes de você comer demais. Além disso, a consciência de cada bocado o ajuda a se sentir cheio e satisfeito. Quando mal nos lembramos dos bocados que comemos, não nos sentimos tão satisfeitos, nem física nem psicologicamente.

Estratégia Fundamental Nº 3: Elogie a si mesmo toda vez que praticar uma habilidade ou fizer uma escolha alimentar positiva. Para ter sucesso, você precisa aumentar a sensação de "autoeficácia", uma crença forte na sua capacidade de fazer o que precisa fazer. Fique atento e elogie a si mesmo ("Ótimo! Mereço elogios por causa disso!") toda vez que usar uma estratégia fundamental, como ler a lista de vantagens (e merece ainda mais elogios se não estava com vontade de fazer isso mas fez mesmo assim) ou resistir a uma porção extra de macarrão gratinado com queijo. Estabeleça um sistema de lembretes para se lembrar de fazer isso durante o dia, como uma nota na agenda, um balãozinho na tela do computador ou um despertador no telefone.

Esta habilidade é importantíssima. Algumas pessoas que fazem dieta creem que não merecem elogio algum enquanto não começam a perder peso. Porém, estão perdendo os surpreendentes benefícios associados a esta estratégia. Quando elogia a si mesmo, você

- **Se motiva.** Você *merece* tapinhas nas costas toda vez que pratica uma habilidade e toma uma decisão alimentar saudável.

- **Mantém os erros em perspectiva.** Se você é como a maioria dos praticantes de dieta com os quais trabalhamos, tende a manter o foco nos errinhos que comete no dia ou na semana e esquece de todas as coisas que fez direito. Elogiar a si mesmo ajuda a inverter essa tendência e permite que veja a sua experiência de forma mais realista – diferente da visão distorcida que você tem quando presta atenção somente nos pontos negativos.

- **Entra novamente na linha.** Se você passou o dia todo ouvindo "Muito bem!", perceberá que "Sim, comi um bocado a mais no jantar, mas também fiz vinte outras coisas do jeito certo. Não tem importância. Foi um único erro no meio de muitos acertos". Fica mais fácil retomar o controle imediatamente em vez de continuar errando.

- **Tem mais facilidade durante os momentos difíceis.** Quando a jornada fica difícil, precisamos de autoconfiança para não desistir. O reconhecimento de todas as mudanças positivas que fizemos e estamos fazendo nos nossos pensamentos e nos nossos hábitos nos dá as provas de que precisamos, dia após dia, de que estamos à altura do desafio da perda de peso. Quanto mais provas acumulamos, mais certeza temos de que somos capazes de seguir em frente.

- **Percebe que perder peso não é questão de sorte.** No passado, quando voltou a ganhar peso, é possível que você tenha dito: "Nem sei como cheguei a perder peso, para começo de conversa", o que com quase toda a certeza fez com que a sua confiança afundasse e diminuísse a sua motivação para recomeçar. Por outro lado, se você reconhecesse os seus esforços e elogiasse regularmente a si mesmo, seria capaz de dizer: "Sei exatamente como perdi peso e o que preciso fazer para voltar a perdê-lo."

> Aviso: Não pule esta estratégia! É fácil esquecer de colocar essa habilidade em prática durante o dia. O que dá motivação para que uma pessoa perca peso e se mantenha magra depois de emagrecer é o fato de ela elogiar a si mesma.

Estratégia Fundamental Nº 4: Crie "lembretes" para responder aos seus pensamentos de sabotagem. Uma vez que você comece a procurar, provavelmente descobrirá que tem muitos pensamentos de sabotagem que o levam a ceder às tentações. Criar respostas e lê-las regularmente o prepara para as armadilhas que encontrará durante o dia.

Alguns dos seus pensamentos de sabotagem começarão com "Tudo bem comer [esta comida] fora do plano porque..." e terminarão de diversas maneiras, nenhuma das quais é produtiva:

"Estou feliz/triste/comemorando."

"É de graça."

"Ninguém está vendo."

"Estou numa festa."

"Não posso desperdiçar o meu dinheiro."

"Ela foi feita com ingredientes saudáveis."

"Quase nunca a como."

"Depois farei exercício."

"Fui bem o resto do dia."

"Não posso desperdiçar comida."

Agora imagine a situação se você lesse o seguinte lembrete regularmente:

Preciso enfrentar a realidade. Se o meu objetivo é perder peso, não posso comer fora do planejado. Posso sempre planejar comer algo diferente amanhã, mas a história me ensina que decisões espontâneas que saem do meu plano simplesmente não funcionam. Quando eu subir na balança amanhã, ficarei muito feliz de não ter comido aquilo.

Esse lembrete, junto de muitos outros que você criará, o ajudará a manter a linha durante situações tentadoras. Para criá-los, faça o seguinte:

- Toda manhã, pense no dia à sua frente. Pergunte-se: "Quais situações complicadas (armadilhas) encontrarei? O que pode passar pela minha cabeça que me levaria a me desviar? O que quero poder dizer a mim mesmo nessas situações?"

- Toda vez que você se arrepender de algo que comeu, pergunte-se: "O que eu disse a mim mesmo que me levou a comer algo que não deveria comer? Como eu gostaria de ter respondido àquele pensamento?"

Escreva as suas respostas em cartões ou use um programa ou aplicativo de bloco de notas no seu *smartphone*. Se encontrar dificuldade para criar uma resposta convincente, não se preocupe. Daremos a você muitas ideias.

Leia os seus lembretes toda manhã e pegue-os logo antes de encontrar uma situação tentadora. Se alguma tentação o surpreender, peça licença, vá para um lugar reservado e reveja os seus cartões. Aprender a criar lembretes e desenvolver a disciplina para lê-los diariamente são pré-requisitos para a criação de planos de fuga eficazes.

Você pode até mesmo usar essa técnica se tem pensamentos de sabotagem que prejudicam a prática das habilidades que está aprendendo com este livro – por exemplo: "Tudo bem se eu não praticar as minhas estratégias fundamentais por que... Estou muito ocupado. Não preciso delas. Não estou a fim de praticá-las."

A criação de lembretes

- **O ajuda a prever os pensamentos de sabotagem** que você terá e a se preparar para combatê-los.

- **Permite que você pratique novas ideias.** Da mesma forma que somente pensar sobre as vantagens de perder peso não é suficiente, também não é o bastante apenas ensaiar maneiras boas de se pensar. Você precisa se concentrar e refletir sobre as respostas para os seus pensamentos de sabotagem para que possa parar de se enganar, principalmente quando acha que pode deixar de lado a prática das suas habilidades ou sair do seu plano alimentar e ainda assim perder peso.

- **Cria um hábito substitutivo para os momentos de vulnerabilidade.** Às vezes é bom dar ao seu cérebro algo para fazer enquanto sofre uma tentação. O ato de segurar os cartões na mão dá ao seu corpo um lembrete sensorial dos seus objetivos de longo prazo.

Estratégia Fundamental Nº 5: Pese-se diariamente. Por acaso essa recomendação o surpreende? Pode ser que você tenha escutado que devemos nos pesar somente uma vez por semana. Gostaríamos de explicar a razão de esta estratégia ser fundamental.

Quando os praticantes de dieta nos vêm ver pela primeira vez, verificamos que muitos evitam se pesar, ao menos em alguns dias, principalmente quando estão achando que engordaram e não querem enfrentar as consequências da sua alimentação. É muito mais fácil resistir às tentações quando você sabe com toda a certeza que subirá na balança na manhã seguinte.

Muitas pessoas acham que se pesar somente uma vez por semana é problemático pois *o número na balança nem sempre corresponde àquilo que você comeu no dia anterior.* Isso já aconteceu com você? Você seguiu sua dieta "perfeitamente" num dia, mas descobre que engordou cerca de 1 kg na manhã seguinte. Pode ser que seus hormônios tenham mudado, que tenha retido líquidos, dormido menos ou sofrido alguma mudança fisiológica não identificada. A verdade é que nem sempre o seu peso diminui dia após dia – ou até mesmo semana após semana. A perda de peso simplesmente não funciona assim. Mas, se o dia em que se pesou foi o único dia da semana em que o seu peso estava temporariamente mais alto, você talvez se sinta desencorajado e corra o risco de desistir. O ato de nos pesarmos diariamente nos acostuma às flutuações normais da balança.

Pese-se toda manhã antes do café. Suba na balança uma vez só e pronto! Você pode escrever o seu peso no seu bloco de notas (ou em algum aplicativo) num ritmo diário ou semanal. Apenas não esqueça de manter a regularidade, seja qual for a sua escolha.

Se você sente a tentação de não se pesar nunca, pode criar um lembrete com algumas razões pelas quais esta habilidade é essencial.

O ato de se pesar diariamente

- **O ajuda a não dar importância ao ganho de peso sem explicação em certos dias.** Pode ser difícil evitar a sensação de desencorajamento quando o seu peso sobe, principalmente se você têm o hábito de se pesar uma vez por semana. Você aprenderá rapidamente a manter o foco no longo prazo, pois terá sete vezes mais oportunidades de verificar que as flutuações são comuns e que o ponteiro da balança desce com o tempo.

- **O torna mais responsável a cada dia.** Você terá muito mais facilidade de manter o plano alimentar quando souber que o fato de ter saído dele pode aparecer na balança amanhã.

- **O torna menos vulnerável emocionalmente ao número que a balança mostra.** Quanto mais frequentemente você se pesa, mais oportunidades tem para perceber que o seu peso é apenas um número – e não um reflexo de quem você realmente é.

Estratégia Fundamental Nº 6: Treine a sua "musculatura de resistência". Este é um pensamento de sabotagem comum que costuma preceder erros na dieta: *Não tem problema se eu abrir uma exceção dessa vez. Não importa.* Isso implica que o ato de comer algo que não deveria ser comido não terá nenhuma consequência.

Mas esse ato sempre tem consequências – consequências grandes. Toda vez que você abre uma exceção, faz com que da *próxima vez* seja mais fácil abrir uma exceção – e assim sucessivamente. Cada exceção fortalece aquilo que chamamos de "musculatura da desistência" psicológica e mina a sua confiança na capacidade de se manter no plano. Para ter sucesso na perda e na manutenção do peso, precisamos enfraquecer a musculatura de desistência.

Por outro lado, toda vez que sente a tentação de sair do plano mas não sai, você fortalece a sua "musculatura de resistência" e aumenta a confiança na ideia de que você *é capaz* de resistir. Começa a ver a si mesmo como uma pessoa que pode se manter forte diante das tentações, o que torna a resistência mais fácil da próxima vez, e assim sucessivamente.

Então, todas as vezes que sentimos a tentação de abrir uma exceção, podemos tanto fortalecer a nossa musculatura de desistência e enfraquecer a nossa musculatura de resistência quanto fortalecer a nossa musculatura de resistência e enfraquecer a nossa musculatura de desistência. É por isso que *toda vez é importante*, quer sua decisão seja de deixar uma estratégia de lado ou de comer algo que não devia.

Independentemente do objetivo que você tenha na vida, quanto mais confiança tiver de que consegue fazer o que precisa, mais fácil será trabalhar para atingir o objetivo e muito mais provável que você o atinja.

> *Toda decisão é importante. Se eu decidir abrir uma exceção, fortalecerei a minha musculatura de desistência e será cada vez mais difícil evitar exceções no futuro. Se decidir manter o controle, fortalecerei a minha musculatura de resistência e enfraquecerei a de desistência, e será cada vez mais fácil fazer boas escolhas no futuro. Toda vez é importante.*

Nossos praticantes de dieta chegam ao ponto de ficarem *felizes* por terem deixado de lado a comida extra e permanecido no controle. Alguns pesquisadores da Universidade de Chicago relatam uma descoberta parecida[4]. As pessoas sentem uma melhora de humor quando resistem a uma tentação, *mesmo durante o momento* em que estão "se privando". Quando mantém o controle, você se sente orgulhoso de si mesmo e aliviado pelo fato de não ter mais de decidir entre comer ou não comer – pois já decidiu não comer.

Pense em quantas exceções você abriu no passado e em como elas afetaram o seu peso. Crie um lembrete, como o da página anterior, para lê-lo diariamente e praticar uma resposta convincente contra os pensamentos que lhe dizem que as exceções não importam. Você pode enganar a si mesmo pensando: "São só migalhas de *pretzel*. Não passam de vinte calorias." Mas não são só as calorias que devem preocupá-lo – *é o hábito*.

Fortalecer a sua musculatura de resistência

- **O ajuda a desenvolver o autocontrole necessário para a perda de peso.** O sucesso se constrói em cima de sucessos anteriores. Ter uma musculatura de resistência bem desenvolvida tornará a prática da dieta muito mais fácil.

- **O prepara para tempos difíceis que estão por vir.** O uso das estratégias fundamentais costuma fazer a dieta – e depois, a manutenção do peso – prosseguir de forma relativamente tranquila. Mas sempre haverá armadilhas. Uma musculatura de resistência forte o ajudará contra elas!

Estratégia Fundamental Nº 7: Administre a sua fome e os seus desejos alimentares. Se você vem tentando cuidar da sua alimentação enquanto praticava as seis primeiras habilidades, é possível que tenha sentido fome e desejos alimentares. Se perdeu o controle e comeu mais do que deveria, não se culpe! Você ainda não aprendeu todas as habilidades necessárias.

No fim das contas, você verá que não precisa fazer *nada* contra a fome e os desejos alimentares. Uma vez que comece a comer de acordo com um plano (a próxima estratégia fundamental), você descobrirá aquilo que todos os bons praticantes de dieta sabem: que a fome e os desejos alimentares alcançam um máximo e depois retrocedem. Eles não vão ficando cada vez piores até que você não consiga mais tolerá-los.

Pedimos aos nossos praticantes de dieta (exceto àqueles que não podem jejuar por muitas horas por motivos médicos) que façam o experimento da fome e dos desejos alimentares. Depois, eles quase sempre nos dizem que o experimento acabou por ser uma das experiências mais libertadoras da sua vida, por tê-los ajudado a acreditar de uma vez por todas, tanto racional quanto emocionalmente, que *nunca mais* precisarão se preocupar com fome ou desejos alimentares.

O experimento da fome e dos desejos alimentares

Este experimento consiste em três passos

1. Crie uma "escala de desconforto" no seu bloco de notas. Escreva no mínimo uma experiência para cada grau de desconforto, como no exemplo a seguir:

Desconforto Físico Severo	Desconforto Físico Moderado	Desconforto Físico Brando
Pós-cirurgia	Enxaqueca	Dor de estômago comum

2. Escolha um dia e coma um bom café da manhã completo – e depois não coma até o jantar. (Tome alguns goles de água quando estiver com sede, mas não encha o estômago de água.)

3. Coloque um alarme para despertar a cada hora. Quando ele tocar, olhe a sua escala de desconforto e se pergunte: "O quão desconfortável me sinto neste momento (por causa da fome e dos desejos alimentares)?" e "Que grau de desconforto eu senti uma hora atrás?" Escreva a hora e as suas respostas para essas duas perguntas no seu bloco de notas.

Se você for como os outros praticantes de dieta, verá que a fome e os desejos alimentares nunca ultrapassam o nível do desconforto brando e desaparecem normalmente depois de alguns minutos, principalmente quando nos concentramos em alguma outra coisa. Mesmo quando reaparecem, é muito raro que cheguem ao nível de moderadamente desconfortáveis. Fazendo este experimento, você provará a si mesmo que é totalmente capaz de tolerar o desconforto fraco e intermitente da fome e dos desejos alimentares, pois já tolerou desconfortos muito maiores durante a vida.

Idealmente, a partir de agora, sempre que quiser comer algo que não deveria, você apenas aceitará o desconforto fraco e passageiro de não comer e automaticamente voltará a sua atenção para alguma outra coisa. Mas pode ser que você precise de um meio provisório: distrações deliberadas. Num cartão (ou no seu celular, se você o carrega o tempo todo), crie uma lista com atividades que exigem a sua atenção. Talvez você precise de uma lista de coisas que pode fazer em casa e de outra lista de coisas que pode fazer no trabalho.

Esta é a lista de Jessica:

Lista de distrações

Caminhar
Ligar para Ezra, Maya ou Tom
Escrever *e-mails*
Navegar na internet
Assistir a vídeos engraçados no YouTube
Jogar algum jogo no celular
Limpar a gaveta da escrivaninha ou o armário
Fazer palavras cruzadas
Ir à manicure

Continue a colocar outras atividades que vierem à sua cabeça na lista. Então, quando encontrar uma armadilha, comece uma atividade após a outra até que o impulso de comer diminua.

Controlar a fome e os desejos alimentares

- **O ajuda a não sair da linha.** Quando a tentação chegar, você poderá dizer: "Grande coisa. É só um impulso alimentar. Ele vai passar."

- **Aumenta a sua confiança.** Quando você for *expert* nesta habilidade, não precisará temer as armadilhas! Terá certeza de que é capaz de tolerar o pequeno desconforto de não comer.

Estratégia Fundamental Nº 8: Coma de acordo com um cronograma. Sabe qual é o momento em que a maioria dos praticantes de dieta se dá mal? Quando tomam decisões espontâneas sobre o que comer. Essas decisões espontâneas raramente envolvem comer *menos* que o planejado; quase sempre são de comer mais.

Você já se prometeu que não comeria até determinada hora? Então, encontra alguma comida que dá água na boca (numa loja, numa roda de amigos, numa reunião ou numa máquina de vendas) e você a come por impulso, porque não dominou a habilidade de comer seguindo um cronograma.

Isto é o que você deve fazer: primeiro, concentre-se em planejar *quando* comerá, não *o que* comerá (disso trata a próxima estratégia fundamental). Não existe tabela mágica. Faça experimentos para descobrir o que funciona melhor para você. Talvez você se saia melhor com café da manhã, lanche, almoço, lanche, jantar, lanche. Alguns praticantes de dieta preferem apenas três refeições ao dia, sem lanches. Outros preferem fazer três refeições mais dois lanches depois do jantar. Lembre-se, a melhor tabela é aquela que você consegue seguir. Você pode dar a si mesmo uma folga (de até duas horas) para cada refeição e lanche. Esta é a tabela que funcionou melhor para Jessica:

Café da manhã entre 7h30 e 8h30

Almoço entre 12h00 e 14h00

Lanche da tarde entre 15h00 e 16h30

Jantar entre 17h30 e 19h30

Sobremesa entre 20h00 e 21h30

Comer segundo um cronograma

- **Diminui o conflito** entre comer e não comer. Chega de se perguntar: "Será que eu devo comer isto?" Se não está na hora de comer, você não come e ponto final.

- **Acaba com a alimentação espontânea.** A tomada de decisões impulsivas sobre quando comer provavelmente foi motivo de queda no passado. Quando você dominar a habilidade de comer seguindo um cronograma, verá que é muito mais fácil ficar dentro do planejado.

Estratégia Fundamental Nº 9: Adote (e adapte) um plano alimentar que você possa seguir *pelo resto da vida*. Com toda a certeza precisamos de uma dieta razoável, flexível e nutritiva se o que queremos é escapar das armadilhas, emagrecer e não voltar a engordar. Não é possível se sair bem a longo prazo com uma dieta que não seja saudável ou que seja muito restritiva.

Por quê? Se ingerir menos calorias do que as que são queimadas é a base de qualquer plano de perda de peso, por que não podemos diminuir drasticamente a ingestão de calorias e emagrecer rapidamente?

Resposta: *É impossível cortar as calorias no curto prazo e depois aumentá-las sem ganhar peso.* Na verdade, não queremos que os praticantes de dieta façam mudanças que não possam manter pelo resto da vida, a menos que estejam sob cuidados médicos. As mudanças que fazemos para emagrecer são exatamente as mesmas mudanças que precisamos manter para não voltar a engordar. A prática da dieta e a manutenção do peso são a mesma coisa. Chega de planos de dieta como "três semanas [extremamente dolorosas] para um novo corpo!". Isso é uma receita para o fracasso. Precisamos pensar no longo prazo.

Não recomendamos dietas específicas porque as pessoas diferem quanto aos alimentos que consideram saudáveis, saborosos e sustentáveis. As pesquisas atuais mostram que algumas dietas resultam em uma perda de peso maior do que outras – mas isso costuma ser questão de 4 kg contra 3 kg, uma diferença muito pequena[5]. Então a melhor dieta é aquela que é saudável e que você consegue manter – e que tenha um nível calórico verdadeiramente sustentável, de acordo com o seu estilo de vida e apetite.

O seu plano alimentar deve lhe dar a nutrição apropriada. Não caia no erro de pensar que você pode comer o que quiser, desde que não passe da quantidade de calorias programadas para aquele dia. Alguns alimentos (principalmente proteínas, gorduras e fibras) diminuem a fome. Outros alimentos (principalmente carboidratos processados e açúcar) o fazem sentir fome muito mais cedo e podem induzir desejos alimentares. E se você não segue uma dieta balanceada, cedo ou tarde terá problemas de saúde.

A maior parte dos nossos praticantes de dieta costuma aumentar a quantidade de proteínas magras, cereais integrais, frutas e vegetais que comem e fazem questão de comer uma quantidade moderada de gordura saudável. É isso que os mantém cheios e satisfeitos. Eles também costumam diminuir o consumo de alimentos industrializados, carboidratos e bebidas calóricas. Mas não eliminam nenhum alimento por completo.

E segue aqui uma advertência importante: pode ser que você precise ajustar o seu plano alimentar se ele não inclui as suas comidas preferidas. Se você adora pão, sabemos que acabará comendo pão novamente em algum momento da sua vida – e queremos que você coma! Não há nenhum motivo para eliminá-lo de uma vez por todas. Você só precisa aprender as habilidades apresentadas neste capítulo e no livro todo para limitar o consumo de certos alimentos.

Lembre-se, não queremos que você faça nenhuma mudança nos seus hábitos alimentares que não seja capaz de manter. É completamente fora da realidade acreditar que você pode eliminar as suas comidas preferidas por muito tempo. Muitos dos nossos praticantes de dieta decidem comer uma porção razoável de *junk food* (alimentos com alto teor calórico e baixa carga nutricional) todo dia. Eles normalmente planejam comê-la de noite, para que possam passar o dia todo na expectativa. Evitar esse tipo de comida em outras ocasiões se torna muito mais fácil, pois eles pensam: "Mesmo que eu queira comer este biscoito agora, vou resistir, pois prefiro comer aquele doce que está nos meus planos para depois do jantar." E incluir um regalo nos seus planos para todas as noites os protege de comer mais de uma porção, pois eles sabem que poderão comer a mesma coisa (ou alguma outra, igualmente saborosa e pouco nutritiva) no dia seguinte, no próximo e no próximo, pelo resto da vida.

Faça questão de que o seu plano alimentar seja flexível. Você nem sempre pode controlar a comida disponível, principalmente quando come fora de casa. Então, precisa de um plano alimentar que lhe permita comer porções razoáveis do que quer que seja servido.

À noite, escreva aquilo que pretende comer no dia seguinte (ou escreva durante a manhã para o mesmo dia). Anote o que, quanto e quando você comerá. Então, no decorrer do dia, marque aquilo que tiver comido e escreva em letras maiúsculas tudo o que você comeu que não deveria ter comido, para que possa enfrentar honestamente os seus erros e pensar no que precisa mudar da próxima vez.

Você não precisará escrever um plano alimentar para sempre. Uma vez que aprender a evitar as armadilhas, será capaz de fazer um plano mental. Descobrirá quais alimentos são melhores para você e os tamanhos de porção que lhe permitem continuar perdendo peso ou manter o peso desejado.

Personalizando um plano saudável e equilibrado que é o certo para você, decidindo o que comer com antecedência e monitorando a sua alimentação no decorrer do dia, você

- **Estará sempre nutrido.** Uma dieta nutritiva não só fornece os nutrientes necessários, mas também minimiza a fome e os desejos alimentares.

- **Terá mais facilidade para resistir aos impulsos de comer alimentos de que depois se arrependerá.** Mesmo que não possa comer um alimento que esteja à sua frente agora, você pode planejar comê-lo no dia seguinte.

- **Terá mais responsabilidade.** Quando você sabe que terá de escrever tudo aquilo que come espontaneamente, fica muito mais difícil sair do plano.

Estratégia Fundamental Nº 10: Registre "memórias que valem a pena" para lembrar por que você deve se manter no plano. Os praticantes de dieta que fracassam tendem a desistir quando a caminhada fica difícil. Um pensamento de sabotagem perigoso é "Perder peso não vale todo esse esforço". Por isso que é importante construir um armazém de memórias que o lembrem por que tudo isso vale a pena: memórias dos momentos em que você se sentiu realmente feliz por estar no controle. Refiro-me a coisas do seguinte tipo:

- Quando alguém o elogia pela sua nova aparência
- Quando roupas de tamanhos menores servem em você
- Quando o seu peso diminui
- Quando você se move com mais graça e facilidade
- Quando você se sente mais confiante perto de outras pessoas
- Quando você senta mais confortavelmente na cadeira do cinema, num avião ou num brinquedo no parque de diversões
- Quando você se diverte num evento por ter seguido o seu plano alimentar e mantido o autodomínio
- Quando você volta para casa depois das férias e se sente bem ao subir na balança

Faça uma seção de "memórias que valem a pena" no seu bloco de notas, crie um diário de memórias completamente novo para registrar esses feitos ou escreva essas experiências em cartões ou num dispositivo eletrônico. Talvez o melhor de tudo seja um aplicativo de diário que lhe dê a oportunidade de escrever sobre essas situações e de incluir uma foto ou um vídeo que grave a experiência. Reveja as suas memórias no mínimo uma vez por semana quando a dieta está fácil e uma vez por dia quando ficar mais difícil.

Esta é uma recordação que Jessica criou:

5 de maio

Eu me sinto ótima! Fui na festa da Abigail e mantive o controle. Comi um pedaço de bolo, exatamente como havia planejado, então parei. Aproveitei bastante o bolo porque o comi lentamente e saboreei cada bocado — totalmente livre de culpa. Fiquei tentada a comer um segundo pedaço mas me lembrei de que não valia a pena e de que não aproveitaria a festa, já que me sentiria culpada. Saí da festa orgulhosa; é uma sensação muito boa. Com certeza valeu a pena.

Registrar "memórias que valem a pena"

- **Aumenta o seu orgulho e o seu prazer.** Ao enfocar essas situações positivas, a experiência e as emoções positivas que vêm da consciência de que você manteve o controle sobre a alimentação são prolongadas.

- **Aumenta a sua motivação quando a caminhada fica difícil.** Rever essas memórias importantes e significativas lhe permite visualizar e reviver os momentos positivos de forma profunda. Lembrar-se de quão bons foram aqueles momentos cria uma sensação gostosa de realização que nos dá energia para continuar, principalmente quando está difícil manter o controle. Assim, você pode alcançar o seu objetivo de perda de peso permanente.

Combinando tudo: como criar planos de fuga

No final do capítulo dedicado a cada armadilha, você criará um plano de fuga personalizado para cada situação específica que tem a expectativa de encontrar. Há um modelo de plano de fuga em branco no apêndice ou em www.beckdietsolution.com, para que você possa tirar cópias. Para cada armadilha, identifique cada situação que pode surgir e crie um plano de fuga para cada uma delas. Estes são os passos para criar um plano de fuga:

❶ **Em primeiro lugar, especifique a armadilha.**

❷ **Descreva uma situação específica em que essa armadilha pode aparecer.**

Por exemplo:

- *Festa da final do campeonato na casa do Daniel e da Hillary – eles vão querer que eu coma e beba muito.*

- *Um rodízio de comida quando sairmos com as crianças. Serei tentado a comer demais.*

- *Ansioso por causa dos resultados do meu exame de sangue. Vou querer me acalmar com comida.*

- *Não tenho tempo suficiente para almoçar na sexta-feira, então terei o impulso de comer pequenos lanches ao longo de toda a tarde.*

ESCAPE DAS ARMADILHAS DA DIETA

❸ **Registre os seus pensamentos de sabotagem.** O que poderia passar pela sua cabeça quando você está nessa situação? Estes são dois exemplos dos pensamentos de Jessica:

- *É o casamento da Molly. É natural que eu aproveite para comer e beber tudo o que quiser.*

- *É justo que eu possa comer tudo o que Ethan come.*

Reveja as armadilhas cabíveis no capítulo para ver se existem outros pensamentos que você pode ter e deveria colocar na lista.

❹ **Escreva uma resposta convincente para cada pensamento de sabotagem.** Em busca de ideias, reveja os lembretes que você já criou e as partes pertinentes deste capítulo e dos outros. Você também pode imaginar o que diria a um amigo que estivesse na mesma situação.

Jessica respondeu aos pensamentos de sabotagem da seguinte maneira:

- *Se eu não sair do plano, sairei do casamento me sentindo muito bem. Ficarei orgulhosa de mim mesma.*

- *Para conseguir perder peso, tenho de aperfeiçoar a minha capacidade de seguir o plano. O que o Ethan come não tem nada a ver com o assunto. Ele não tem o objetivo de emagrecer, mas eu tenho. Sempre posso planejar comer o que ele come amanhã, mas provavelmente em porções menores.*

Se você não conseguir criar uma resposta convincente, peça ajuda a um amigo ou a outros praticantes de dieta em algum fórum *online*.

❺ **Desenvolva uma lista de estratégias.** Na terceira coluna, escreva as técnicas que você pode usar. Utilize qualquer capítulo pertinente como referência, principalmente este. Enquanto preenche esta coluna, fique alerta para outros pensamentos de sabotagem:

- *Sei que deveria levantar da mesa e ir ler a minha lista de vantagens, mas não estou muito a fim.*

Acrescente esses novos pensamentos de sabotagem – bem como respostas fortes contra eles – à primeira e à segunda colunas da sua lista.

❻ **Reveja o seu plano de fuga com frequência.** Será muito mais fácil escapar dessa armadilha se você ler – e talvez modificar – o seu plano de fuga repetidamente antes de a situação aparecer.

44 ARMADILHAS DA DIETA

❼ **Revise o seu plano de fuga.** Depois de a situação passar, avalie a eficácia do plano. Os seus lembretes foram fortes o suficiente? Você teve outros pensamentos de sabotagem? Precisa de mais estratégias? Modifique o plano de fuga para que ele o ajude mais da próxima vez que você precisar.

A esta altura, você terá um plano de fuga completo. Pode transferir os lembretes para cartões e as estratégias para uma lista virtual ou de papel, ou pode somente continuar usando o seu plano de fuga do jeito que ele está. Na verdade, mesmo que conclua que a portabilidade dos cartões é a melhor alternativa, continue revendo os seus planos de fuga periodicamente. Talvez acabe vendo que alguns pensamentos de sabotagem aparecem em armadilhas diferentes e que muitas das estratégias que você criou também se aplicam a outras armadilhas.

Enquanto cria e revê os seus planos de fuga, você internaliza uma nova mentalidade e se arma com estratégias eficazes. Escrever os seus planos de fuga e manter tudo no papel aumenta muito as chances de você recordar e renovar o seu compromisso com as mudanças que precisa fazer para que possa alcançar o objetivo de emagrecer e não voltar a engordar.

Você está pronto?

Ótimo! Agora que se armou com as dez estratégias fundamentais e com as instruções para criar os seus planos de fuga, vá para os capítulos que correspondem às suas maiores pontuações no teste "Quais são as piores armadilhas para você?", que começa na página 19. Leia todas as histórias pessoais, prestando bastante atenção nas situações e nos pensamentos de sabotagem que ressoam em você. No final de cada capítulo, você colocará em prática na sua vida as lições que aprenderá com essas histórias, criando um plano de fuga para cada situação complicada que espera encontrar. Continue lendo o livro para aprender estratégias adicionais e refinando os seus planos de fuga. Você entenderá de uma forma muito pessoal o quão universal é o seu esforço e quão eficazes podem ser os planos de fuga no processo de superar as armadilhas.

As estratégias para sair das armadilhas – e permanecer fora delas – são poderosas. Seu uso constante permitirá que você finalmente alcance o seu objetivo de perda de peso duradoura. E as estratégias podem ser adaptadas para ajudá-lo a alcançar outros objetivos importantes e significativos para você.

Está na hora de se livrar das suas armadilhas – para sempre!

PARTE DOIS
Armadilhas internas: como eu mesmo me capturo

Capítulo 3
Armadilhas do estresse

Se você não estiver bem preparado para escapar delas, as armadilhas do estresse não serão meros buraquinhos no caminho da perda de peso: serão verdadeiras crateras que podem engoli-lo por inteiro. O estresse é especialista em destruir boas intenções. Quantas vezes você já não se pegou falando: "Estou ocupado demais para ir ao mercado. Vou passar numa lanchonete e comprar um sanduíche para o jantar." Ou: "Estou estressado demais para pensar em comida saudável. Vou começar a pensar nisso semana que vem"?

Para nós, é incompreensível que os programas de dieta não ajudem seus seguidores a se preparar para o estresse e a combatê-lo. De acordo com as propagandas, "Basta seguir o programa". Claro; porém, para ter sucesso, precisamos saber o que fazer ao nos depararmos com dias, semanas e até meses de caos, pressa e pressão. Como passar por esses períodos difíceis sem deixar que as armadilhas do estresse nos tirem do caminho da alimentação saudável? Precisamos aprender a resolver problemas, priorizar nossas atividades, reagir às ideias que nos sabotam e cuidar de nós mesmos a fim de termos tempo e energia para seguir em frente.

O mais provável é que você tenha passado por dezenas de períodos de estresse ("Estava tudo bem até que X aconteceu") que obstaculizaram seus esforços de perder peso. Leia as experiências das pessoas mencionadas neste capítulo e veja se elas não lembram as suas. Essas pessoas conseguiram diminuir sua carga de estresse – e você também vai conseguir, quando aprender o que fazer.

Nº 1: A armadilha do "muito ocupado"

A vida parece frenética e estressante demais para que você tenha tempo de se alimentar de forma saudável.

Miranda não tinha marido e era mãe de dois meninos, um estava no ciclo básico, e o outro, no ciclo avançado do ensino fundamental. Trabalhava em tempo integral numa loja de roupas e fazia faculdade. Quando me procurou pela primeira vez, nem precisou dizer que estava estressada. O estresse estava estampado em seu rosto.

Miranda chegou dez minutos atrasada com o celular colado na orelha. Desligando, disse: "Me desculpe. Meu filho está doente e tive de pedir a alguém que fosse buscá-lo na escola." Enquanto falava, o celular tocou de novo. Ela disse à mãe que tornaria a ligar dali a uma hora.

Anos antes, Miranda se divorciara do marido num processo doloroso que catalisara seu ganho de peso. "Para falar a verdade, eu desmoronei", disse ela, enquanto rasgava um lenço de papel. "Foi aí que comecei a comer demais. Sempre tivera o mesmo peso desde o ensino médio, mas comecei a engordar. Já ganhei 31 kg e ainda estou engordando."

Ela olhou pela janela. "Quase todo dia, me sinto como uma galinha cuja cabeça foi cortada. Estou estressada demais – nem acredito que cheguei até aqui."

O estresse é uma parte inevitável da vida. A maior parte das pessoas floresce sob um estresse moderado. O estresse positivo pode encher a vida de entusiasmo e motivação, desafiando-nos a alcançar as nossas metas. Atletas, atores, investidores na bolsa e outros profissionais de alto desempenho falam sobre as vantagens de aproveitar a superprodução de adrenalina. Para Miranda, porém, como para muitas outras pessoas, o estresse pode se tornar crônico e negativo, especialmente quando decorre de dificuldades financeiras, excesso de responsabilidades, falta de apoio físico ou emocional, problemas nos relacionamentos ou no trabalho ou, por fim, doenças.

Miranda sentia o seu nível de estresse subir a cada manhã assim que se levantava e tinha de encarar suas atividades. A rotina diária de trânsito, trabalho, escola e obrigações familiares continuava a pressioná-la ao longo do dia, e ela tinha de se desdobrar ainda mais caso um dos seus filhos estivesse doente. Na maioria das vezes, quando pegava os garotos no programa pós-escolar e os levava para casa, já eram quase 19 horas. Todos estavam tão famintos que o jantar geralmente se resumia a pizza ou alguma coisa que ela comprava na lanchonete a caminho de casa.

Miranda estava acostumada a comer em pé ou falando ao telefone, lendo *e-mails* ou cuidando de outras tarefas. Às vezes simplesmente beliscava e sequer parava para comer uma refeição propriamente dita. Quando começava a comer à noite, geralmente não parava, mordiscando sobras e quaisquer lanchinhos que tivesse em casa – lanchinhos esses que, em geral, não eram nada nutritivos.

"Sei que isso faz mal não só para mim, mas também para os meninos", confessou. Fazia dois meses que as enfermeiras da escola haviam enviado bilhetes dizendo o que Miranda já sabia: que os dois meninos estavam acima do peso ideal. Miranda sabia que não estava dando bom exemplo. "A saúde deles e a minha são as principais razões pelas quais quero mudar nossa alimentação", disse ela. "Mas não sei como fazer, não há horas suficientes no dia."

Miranda começou a aprender a Estratégia Fundamental Nº 1 na nossa primeira sessão. Ler sua lista de vantagens toda manhã não era nada cansativo, e ela também achou fácil reler os lembretes todo dia para reconhecer seus esforços. Porém, quando introduzi a habilidade de comer sentada, devagar e prestando atenção, ela hesitou. Miranda compreendia a ideia – na teoria. Reconhecia que, como iria comer menos do que desejaria, o domínio da habilidade de perceber e desfrutar de cada bocado a ajudaria a aumentar ao máximo sua satisfação.

Mas expressou algumas ressalvas. "Não acho que terei tempo de tomar o café da manhã sentada", disse. "Geralmente como um bolinho em pé, enquanto junto a louça suja e vejo se os meninos arrumaram as mochilas." Na hora do almoço, Miranda saía para comprar coisas de que ela e os meninos precisavam. E ela mesma já havia me dito que fazia várias coisas durante o jantar. Para ter sucesso, Miranda tinha de fazer da alimentação saudável uma prioridade; caso contrário, jamais haveria espaço para tal coisa em sua vida movimentada. Pelo menos naquele momento, algo tinha de mudar.

Examinando seu cronograma diário, vimos que várias coisas que ela fazia regularmente podiam até ser desejáveis, mas não eram *essenciais*. A fim de sentar-se para comer, Miranda precisava reservar tempo à noite e nos fins de semana para tarefas que geralmente cumpria de manhã e durante o jantar. Também precisava de tempo para si mesma, a fim de recarregar as baterias. Juntas, aventamos algumas possibilidades. Pondo o despertador para tocar meia hora antes, Miranda poderia preparar um café razoável, comer lentamente com os meninos, prestando atenção, e ainda teria tempo para ajudá-los a se aprontar para a escola. Resolveu o problema de limpar a mesa do café da manhã delegando a tarefa aos filhos. A partir de agora, eles iriam guardar a comida, pôr a louça na lavadora e limpar a mesa. Procuramos depois outras tarefas que ela pudesse eliminar, reduzir ou delegar, pelo menos por algum tempo. Montamos um bom plano, mas precisávamos em seguida identificar os pensamentos de sabotagem que poderiam surgir.

Miranda percebeu que, quando o despertador tocasse meia hora mais cedo, ela talvez pensasse: "Na verdade, não preciso levantar agora. Posso levantar daqui a pouco e fazer tudo correndo como geralmente faço. Estou acostumada." Depois de pensar bem no assunto, ela concluiu que levantar na última hora e comer qualquer coisa de qualquer jeito diminuiria sua satisfação, reforçaria hábitos alimentares negativos e seria péssimo exemplo para seus filhos. Escreveu o seguinte lembrete:

> *Quando o despertador tocar de manhã, lembre-se: comer correndo nunca me ajudou a perder peso. Se eu ficar na cama, de qualquer modo não vou aproveitar o descanso, pois estarei me sentindo culpada por não levantar. Além disso, quero dar bom exemplo para os meninos. Portanto, levante agora!*

Em seguida, sugeri que Miranda cogitasse a ideia de pedir aos filhos que limpassem a mesa do café da manhã. Sua culpa de mãe começou a agir. Ela disse: "Não acho justo pedir que eles trabalhem mais só porque tenho de perder peso." Pensamento de sabotagem! Quando conversamos sobre outras maneiras de ver a questão, Miranda entendeu que seria positivo que os filhos participassem dos cuidados da casa. Seu lembrete era o seguinte:

> *Atribuir tarefas aos meninos será bom para eles, não ruim. Eles merecem a oportunidade de sentir que são membros importantes da família e de aprender o valor da responsabilidade.*

Com essas duas mudanças no esquema matinal, Miranda pôs-se a caminho de diminuir seu nível de estresse ao longo do dia.

Para escapar à armadilha do "muito ocupado"

Em geral, a melhor forma de escapar da armadilha do "muito ocupado" consiste em reconhecer que você é humano e tem limites. Reconsiderar suas prioridades e delegar tarefas pode ser uma tremenda libertação.

- Se você quer perder peso, terá de organizar o resto da sua vida em torno da alimentação, e não tentar encaixá-la num dia já cheio.

- Pense na sua agenda diária. Procure aquelas tarefas que, pelo menos por certo tempo, você possa

   suspender (pode fazer menos trabalho voluntário por algumas semanas?)

   fazer com menos cuidado (será que sua casa realmente precisa estar imaculadamente limpa?)

   ou

   eliminar (que tal mandar os meninos de ônibus à escola em vez de os levar?).

Sua meta exige um investimento de tempo e energia. É impossível acrescentar água a um copo já cheio. Você terá de tirar um pouco dessa água para que *você mesmo* caiba dentro do copo da sua vida. Valerá a pena!

- Pergunte-se: a quem posso pedir ajuda para fazer essas coisas? Às vezes, quando estamos sobrecarregados, nem sequer paramos para lembrar quem pode nos ajudar. Pense em seus familiares, amigos e vizinhos, nos pais dos amigos de seus filhos, nos seus colegas de trabalho. Muitas vezes as pessoas ajudam de boa vontade, ou pelo menos não reclamam. Porém, se você não pedir, não receberá.

Nº 2: A armadilha das regras não razoáveis

Você cria regras demasiadamente rígidas para si mesmo e elas produzem estresse.

Miranda admitiu que seria prático deixar as tarefas não essenciais para o fim de semana, mas não sabia como fazer isso. "Meus sábados e domingos já estão lotados. Faço os trabalhos da faculdade, cuido da casa, faço compras e tento ir a todos os jogos e treinos dos dois meninos."

Eu disse: "Vou lhe fazer uma pergunta. Se você tivesse um problema nos rins e precisasse de fazer diálise todos os sábados e domingos por pelo menos uma hora, arranjaria tempo para isso?"

"É claro!"

"Isso significa que, se você *realmente* tiver de encaixar mais alguma coisa no seu fim de semana, vai conseguir." Miranda concordou. Descobrimos que ela poderia liberar bastante tempo se modificasse seu plano habitual de ir a *todos* os treinos de futebol e basquete e ficar lá do começo ao fim. Montamos uma lista de opções:

- Ela poderia simplesmente deixá-los no treino e depois buscá-los.

- Poderia acompanhar a última meia hora de treino.

- Poderia pedir a outra pessoa – seu irmão, por exemplo – que os levasse (e, quem sabe, ficasse e assistisse aos treinos!).

"Não sei", ela suspirou. "Acho que eu me sentiria culpada."

ARMADILHAS INTERNAS: COMO EU MESMO ME CAPTURO

Perguntei-lhe, em tom de hipótese, se ela não teria talvez criado um padrão muito elevado, e prejudicial, segundo o qual teria de fazer absolutamente tudo o que pudesse pelos filhos. Ela pensou um pouco e admitiu sentir que tinha de dar tudo de si, e mais um pouco, para compensar os meninos pelo divórcio e garantir que eles estivessem bem. Mesmo quando percebeu que seria bom para os meninos passarem mais tempo na companhia de seu irmão, Adam, outra regra prejudicial entrou em cena: "Tenho de fazer tudo sozinha."

Regras nada razoáveis como essas aumentam o estresse de uma situação que já é difícil. Talvez você também tenha expectativas pouco saudáveis das quais não tem plena consciência. Estava claro que Miranda precisava ver sua situação de outro ponto de vista. "O que você diria à sua melhor amiga se ela estivesse na mesma situação?", perguntei.

Miranda pensou na pergunta. "Provavelmente diria a Sonya que, se o seu objetivo é perder peso e ser mais saudável, ela deve fazer algumas mudanças, mesmo que isso afete seus filhos."

"E se ela protestasse? Se dissesse: 'Tenho de ir a *todos* os eventos de que meus filhos participam. Tenho de fazer *tudo* sozinha', o que você lhe diria?"

Miranda suspirou profundamente. "Diria que a saúde dela é mais importante. Que seria ótimo poder ir a todos os eventos dos meninos, mas que ela não deve fazer isso – pelo menos por enquanto. Ela ser mais saudável será melhor para os meninos do que ela ir a todos os jogos."

Miranda percebeu que devia seguir os próprios conselhos. Escreveu este lembrete:

Se eu quiser ser saudável e que os meninos sejam saudáveis, terei de dar a maior prioridade à alimentação saudável. Os meninos talvez se decepcionem se eu não for a todos os seus treinos e jogos, mas vão superar isso. E vai ser bom que Adam se envolva mais na vida deles.

Em seguida, discutimos um novo padrão. Miranda viu a sabedoria de mudar a sua regra do "tudo e mais um pouco" para uma regra mais moderada: "Tenho de ser uma boa mãe e também cuidar de mim mesma." Mas ela ainda tinha dificuldade para se imaginar fazendo menos pelos meninos. Lembrei-lhe de que, nas viagens de avião, os pais são instruídos a pôr as máscaras de oxigênio primeiro para poder ajudar os filhos em seguida. "Se você perder os sentidos, não vai poder ajudar quem está ao seu lado", lembrei-lhe.

Miranda tentou aplicar esse conceito à sua vida. Descobriu que sua nova regra deveria ser formulada da seguinte maneira: "Devo ser uma boa mãe, mas *tenho* de cuidar de mim mesma para *ser* uma boa mãe." Essa nova diretriz a ajudou a inserir uma certa margem de manobra em sua vida. Por exemplo, em vez de esperar até a última hora e correr para fazer um arremedo de jantar, ela aproveitava o tempo em que os meninos estavam com Adam para planejar as refeições da semana e comprar ingredientes saudáveis. Reservava um pouco de tempo aos domingos para descascar e picar todos os legumes que usaria na semana e preparar pelo menos uma parte dos almoços que os meninos levavam para a escola (ajudando-os, assim, a comer melhor). Pediu a ajuda dos meninos, e os três adotaram o novo hábito de trabalhar juntos na cozinha.

Quando essas atividades fundamentais foram para o topo da lista, a vida de Miranda começou a se acalmar. Continuamos procurando aberturas em sua agenda que pudessem ajudá-la a aliviar o estresse – e, especialmente, cuidar de si mesma. Tendo em mente sua nova regra, Miranda conseguiu reservar um tempinho para tomar café com as amigas, ler e assistir à televisão. Quando se sentia estressada ou apressada, praticava uma técnica de meditação de atenção, escutando no seu *smartphone* uma gravação de cinco minutos que a ajudava a se concentrar na respiração. Essa técnica a deixou mais relaxada e calma.

Essas mudanças resolveram o problema. Na nossa última consulta, Miranda já havia perdido 12 kg e continuava emagrecendo. Estava orgulhosíssima por ter conseguido controlar sua alimentação e a dos filhos. "Porém, perder peso e ser mais saudável é apenas metade da história", disse ela. "Meu estresse diminuiu muito. Pela primeira vez em muitos anos, sinto que consigo respirar."

Para escapar à armadilha das regras não razoáveis

É possível que, sem perceber, você imponha a si mesmo expectativas que agravam ainda mais o seu estresse. A vida já é difícil; não temos de torná-la ainda mais difícil acrescentando padrões arbitrários de desempenho a situações já estressantes.

- Reflita e veja se você não se impôs algumas regras não razoáveis. Em geral, esses pensamentos de sabotagem incorporam as palavras *deve*, *tem de* ou *precisa* e mais uma palavra absoluta, como *sempre* ou *nunca* ou *toda vez*: "Tenho de fazer minha família feliz, sempre. Nunca devo deixar de dar o melhor de mim no trabalho."

- Pergunte-se: "O que eu diria a [um membro específico da sua família, ou um amigo] se ele estivesse na minha situação e tivesse formulado a mesma regra para si?" O mais provável é que você veja a sua situação com um pouco mais de distanciamento e de modo mais razoável. Lá no fundo, você sabe o que é melhor para essa pessoa – e para você mesmo. Siga o seu próprio conselho.

Nº 3: A armadilha de relaxar comendo

Você come para relaxar depois de um dia estressante.

Greg fazia segurança privada e trabalhava sob uma pesada carga de estresse. Sua principal motivação para perder peso eram os 13 kg a mais que carregava no abdome. Com sua idade, o peso se tornou de repente um fator que o atrapalhava no trabalho, deixando-o cansado, preguiçoso e lento. "Literalmente não posso me dar ao luxo de ter estes quilos a mais", disse-me. "Se continuar engordando, corro o risco de não conseguir mais trabalhar."

Greg estava motivado para mudar. Contou-me que seu maior problema era o jantar. Toda noite, depois de longas horas no trabalho, ele voltava para casa exausto, física e emocionalmente. Sua vida familiar centrava-se em seus gêmeos de 4 anos, que ele adorava, mas que também tornavam suas noites tão caóticas que ele nunca tinha tempo para simplesmente ficar em silêncio.

Maria, a esposa de Greg, era perita em culinária italiana. Adorava fazer lasanha e ravióli, pães caseiros e sobremesas cremosas. Apesar de ler suas listas de vantagens e lembretes toda vez que entrava no carro para ir para casa, Greg perdia a determinação assim que se sentava à mesa do jantar. No fim, ele era incapaz de comer devagar, prestando atenção.

A lista de vantagens de Greg

1. Vou proteger meu emprego.
2. Terei mais energia.
3. Serei mais saudável no geral.
4. Reduzirei o risco de ter doença cardíaca.
5. Serei capaz de me mexer com mais facilidade.
6. Serei capaz de brincar mais com as crianças.
7. Minha camisa não vai sair de dentro da calça.
8. Vou me sentir mais autoconfiante.
9. Vou conseguir flexionar a cintura com mais facilidade.
10. Não sentirei meu corpo tão pesado.
11. Não ficarei bravo comigo toda noite.
12. Terei orgulho de mim mesmo.

"Engulo a comida e pronto", admitiu. "Sei que não deveria. Sei que, se desfrutar de cada bocado, provavelmente comerei menos. Mas é difícil parar e pensar antes de sentar para comer."

Greg descreveu sua rotina em casa ao chegar do trabalho. Quando ele passa pela porta, os filhos Alma e David "praticamente se jogam" no seu colo. Ele mal tem tempo de pendurar o casaco e a esposa diz que a comida já está na mesa. O jantar é barulhento. Maria está cansada e deixa a disciplina dos gêmeos por conta de Greg. Ele geralmente tenta ignorar as brigas e apenas comer, mas tem dificuldade para se concentrar, aproveitar a refeição ou mesmo notar o quanto comeu.

"As crianças comem rapidamente", contou Greg. "Terminam em 10 minutos e depois começam a nos aborrecer para deixá-los ver TV."

"O que você faz então?"

"Geralmente digo que eles precisam continuar na mesa. Mas ficam gritando e provocando um ao outro, de modo que finalmente digo que podem ir. Daí olho para meu prato – e geralmente já terminei. Então repito a dose, pois ainda não me sinto satisfeito." Greg balançou a cabeça. "Começo a jantar com boas intenções, mas de algum modo acabo comendo mais do que devia. Sei que não devia repetir, mas sinto que não tenho força de vontade."

É claro – quem é capaz de apreciar uma refeição em meio ao caos? Primeiro, falamos sobre como Greg poderia reduzir seu estresse *antes* de se sentar para comer, para que pelo menos conseguisse preparar-se para desfrutar da comida. Depois, procuramos resolver o problema da refeição em si. Ele criou uma lista incorporando várias dessas ideias.

Quando chego em casa do trabalho

1. Sento-me no carro e ouço música calma por pelo menos 5 minutos. Então, leio minha lista de vantagens e meus lembretes.

2. Peço a Maria que só deixe o jantar pronto 15 minutos depois de eu entrar em casa, para que não tenhamos de comer imediatamente.

3. Quando chego em casa, abraço as crianças e leio-lhes uma historinha.

4. Enquanto as crianças estão à mesa, como somente uma salada, tão lentamente quanto possível, e tomo um copo de água.

5. Deixo os gêmeos saírem da mesa assim que terminem de comer. Depois, sirvo-me de um único prato de comida e como-o de modo tão lento e prestando tanta atenção quanto possível.

6. Se noto que estou comendo rápido demais, ponho o garfo sobre a mesa e respiro fundo algumas vezes. Não pego o garfo de novo até conseguir me concentrar novamente na comida.

7. Peço a Maria que deixe as travessas com a comida na cozinha, em vez de pô-las na mesa.

No decorrer da semana seguinte, Greg instituiu essas mudanças, mas ainda se sentia estressado, o que dificultava que resistisse à tentação de repetir. Pediu conselho a Maria e ela teve uma excelente ideia. Sugeriu que Greg tomasse um banho rápido e relaxasse por alguns minutos no quarto em vez de ler para as crianças. Lembrou-lhe de que ele poderia ler para eles *depois* do jantar.

Esse pequeno tempo de descanso proporcionou a Greg aquele cuidado de si que ele vinha buscando por meio da comida – e sem consequências negativas! Além disso, o ritual noturno de sair da mesa e ler para as crianças assim que terminasse de comer um único prato o ajudava a não repetir a refeição.

Com esse novo plano, Greg saía do chuveiro renovado. Sentia-se mais calmo e tinha mais energia psíquica para controlar sua alimentação. Sentiu-se orgulhoso por quebrar o círculo vicioso de superalimentação em que estava preso havia anos.

Para escapar à armadilha de relaxar comendo

Quando você não se dá oportunidade para aliviar o estresse, corre o risco de usar a comida como válvula de escape. Identificar os momentos de maior estresse e o modo de resolvê-los pode ajudar a diminuir esse estresse, evitando que você tente abafá-lo com comida.

- Identifique as situações problemáticas que contribuem para o estresse.

- Peça a um familiar ou um amigo que sente com você para tentar encontrar soluções. Tome cuidado para não excluir nenhuma possibilidade de antemão – suas objeções talvez sejam baseadas em pensamentos prejudiciais, de sabotagem.

- Rearranje suas atividades para ter tempo para relaxar antes das refeições.

- Crie um "menu" de técnicas de relaxamento que você possa usar. Pense, por exemplo, em ouvir música, tomar um banho, beber uma xícara de chá, conversar com uma amiga, fazer uma pequena caminhada, meditar ou qualquer outra atividade em que você sinta que está cuidando de si.

Nº 4: A armadilha de "quando as coisas acalmarem"

Você acha que será difícil demais se alimentar de modo saudável durante uma época de estresse.

Quando era mais jovem, Kristen conseguira manter um peso saudável sem muito esforço, pois praticava esportes. No entanto, estava ficando mais velha e, como era contadora, trabalhava sentada à mesa. Vinha ganhando peso lenta e continuamente havia dez anos. Depois de ganhar 23 kg, percebeu que já não podia ignorar o problema; era hora de começar a trabalhar para perder peso.

Kristen conseguiu vencer as etapas iniciais do programa com relativa facilidade, incorporando novos hábitos em sua vida cotidiana. Sentia que tinha o domínio da situação quando foi atingida por duas desgraças: começou a época de declaração do imposto de renda, de modo que passou a ficar muito mais tempo no serviço; e a pequena empresa de seu marido começou a ter problemas financeiros. De repente, o nível de estresse de Kristen subiu como um rojão, e ela começou a achar difícil praticar os hábitos saudáveis de alimentação que poucas semanas antes eram coisa normal. Às vezes ela conseguia praticar as novas habilidades; outras vezes, não. "Acho que agora estou estressada demais para pensar em dieta", disse. "Tenho coisas demais em que pensar."

ARMADILHAS INTERNAS: COMO EU MESMO ME CAPTURO

É assim que você também se sente? Pois saiba que não é o único. Como Kristen, muita gente acha que a concentração na alimentação saudável vai tornar ainda mais estressante uma época de estresse. Já vimos inúmeras vezes, porém, que a verdade é o contrário: quando você passa por um período de estresse e perde o controle da alimentação, a perda de controle o faz sentir-se *mais* estressado. Se mantiver o controle sobre a alimentação numa época de estresse, você sentirá que a situação não o está abatendo por inteiro. Seu estresse *diminuirá* em vez de aumentar.

Kristen e eu examinamos algumas das suas experiências com a alimentação na semana anterior. Ela estava orgulhosa por não ter comido uma torta no trabalho. "Foi difícil resistir", contou-me. "Parecia deliciosa. Porém, assim que saí da cozinha, me senti muito bem por não ter comido. Na verdade, me senti bem o dia todo por ter resistido."

Pedi então que ela refletisse sobre como havia se sentido na noite anterior, quando havia comido em excesso no restaurante. "Achei que comer aquela refeição grande e generosa faria com que eu me sentisse melhor, mas não. Acabei me sentindo estufada e furiosa comigo mesma."

Quanto mais Kristen pensava no assunto, mais se convencia de que ter resistido àquela torta havia reduzido seu estresse. Ela sentiu que tinha mais domínio sobre a situação, ganhou mais "energia positiva" e conseguiu se concentrar melhor no trabalho. Por outro lado, ter comido demais ao jantar a deixara mais estressada, pois sentiu-se culpada, desatenta e com o corpo pesado. Depois, teve mais dificuldade para se concentrar no trabalho que levara para casa.

Para se lembrar do que descobriu, Kristen escreveu o seguinte lembrete:

Embora eu ache que manter o controle sobre minha alimentação vá me deixar mais estressada, na verdade me deixa menos estressada. Lembre-se da torta! Permanecer na linha, mesmo quando isso é difícil, me dá uma sensação boa e reduz meu estresse.

Para escapar à armadilha de "quando as coisas acalmarem"

Quando está ocupado, você talvez pense que não vai conseguir de maneira alguma disciplinar sua alimentação. No entanto, esse exercício da sua força de vontade provavelmente o ajudará a se sentir melhor do que se sentiria caso cedesse aos desejos.

- Lembre-se de uma ocasião em que cedeu a um desejo e de outra em que resistiu. Em qual das duas você se sentiu melhor uma hora depois?

- Ao passar por um período de estresse, leia com mais frequência seus lembretes – até várias vezes por dia – para se convencer de que sair da linha em matéria de alimentação o deixará ainda mais estressado do que já está. (Ninguém precisa do estresse adicional de se sentir culpado por algo que comeu!) Se permanecer na linha, você sentirá que tem controle sobre a sua alimentação e a sua vida em geral, o que diminuirá a sua carga geral de estresse.

Crie planos de fuga para as armadilhas do estresse

O estresse faz parte da vida; será impossível eliminá-lo, e por isso você precisa aprender a administrá-lo. Para evitar as armadilhas do estresse, você precisa de uma abordagem multifacetada. Procure meios de diminuir o seu nível de estresse e cuidar melhor de si mesmo. Preste atenção em como come quando está estressado. Sua alimentação nessas situações o ajuda a administrar o estresse ou piora as coisas? Depois, crie um plano de fuga para cada situação difícil que você identificar, usando o processo descrito a partir da página 61.

1. **Identifique uma situação futura em que você possa se deparar com uma armadilha de estresse.**
2. **Preveja e registre seus pensamentos de sabotagem.**
3. **Escreva uma resposta convincente para cada pensamento de sabotagem.**
4. **Desenvolva uma lista de estratégias.**
5. **Recapitule e revise com frequência seu plano de fuga.**

Tome como exemplo o plano de fuga a seguir para criar os seus.

ARMADILHAS INTERNAS: COMO EU MESMO ME CAPTURO

Plano de fuga: armadilhas do estresse		
Situação nº 1: Fim do ano escolar – sobrecarregada pelas atividades de fim de ano, recitais, cerimônias, presentes, festas. Não terei tempo nem energia para continuar fazendo dieta!		
Pensamentos de sabotagem	**Lembretes**	**Estratégias**
Posso fazer dieta ou posso administrar todas as minhas outras responsabilidades, mas não posso fazer as duas coisas ao mesmo tempo. Não posso decepcionar as crianças, deixando de ir aos eventos onde elas querem que eu vá. Não tenho tempo para comprar alimentos saudáveis no mercado nem para fazer exercícios. Quando a escola terminar e as crianças estiverem em casa, de férias, vou retomar o plano alimentar.	Sempre haverá épocas de estresse. Perder peso é tão importante que tem de ficar em primeiro lugar na minha lista de prioridades. As outras coisas são menos importantes. A esta altura, é mais importante cuidar de mim mesma. As crianças vão esquecer a decepção. Além disso, posso ir a alguns eventos. Não preciso ir a todos. Será mais difícil fazer compras e ir à academia, mas não será impossível. Se realmente quero perder peso, não posso usar a falta de tempo como desculpa. Foi isso que eu fiz nos últimos anos e não deu certo. Seria fácil eu tornar a ganhar os 3 kg que lutei tanto para perder. Ficarei mais feliz se permanecer na linha.	Examinar a agenda da semana e ver quais compromissos posso encurtar ou riscar da lista. Chegar tarde ao jogo de beisebol. Pedir a Rebecca que leve as crianças à festa de aniversário de Ben. Não ir à festa dos professores e funcionários. Acordar ½ hora mais cedo nas próximas 2 semanas para conseguir fazer tudo. Para ter certeza de que vou ao mercado, devo levar as crianças comigo depois dos jogos em vez de deixá-las em casa. Combinar de pegar a Kimi 2 vezes na semana para ir à academia. Assim, ficarei com vergonha de não ir. Ler minha lista de vantagens e meu plano de fuga 3 vezes por dia até as férias começarem.

Refletir e tornar a se comprometer: por que quero escapar desta armadilha

Você tem escolha. Pode deixar que o estresse passe por cima dos seus esforços para perder peso – e vai sofrer as consequências. Ou pode decidir mudar. **O estresse existirá de um jeito ou de outro. Você quer se sentir estressado e culpado ou quer se sentir estressado e orgulhoso de si?**

Imagine o que poderia acontecer se você mudasse suas regras não razoáveis; se realmente priorizasse a dieta, o exercício e o cuidado de si; se procurasse resolver problemas a fim de diminuir o estresse; e se lembrasse de que comer em demasia produz mais estresse do que controlar a alimentação.

Assuma agora mesmo o compromisso de escapar das armadilhas do estresse a fim de estar preparado quando chegar a próxima fase de estresse em sua vida. Reserve alguns minutos para escrever um último lembrete resumindo as motivações que você tem para mudar agora e continuar mudando.

Capítulo 4
Armadilhas da comilança emocional

Quando você ouve uma notícia ruim, qual é sua primeira reação? Corre para comer um doce?

Quando teve um dia ruim no trabalho, você para no *drive-through* a caminho de casa para comprar um belo sanduíche ou pega um gigantesco saco de salgadinhos na loja de conveniência?

Depois de discutir com alguém, você entra na cozinha e abre aquele saco de lascas de chocolate que estava guardando para fazer *cookies*?

É possível que você tenha forte desejo de comer ao sofrer emoções negativas. Pode até vir a acreditar que a comida é o *único* meio de que dispõe para se acalmar. Talvez acredite que tem o direito de se consolar comendo quando está chateado. Comer se torna a sua resposta padrão ao estresse. A maioria das pessoas que têm dificuldade para perder peso têm também o hábito de se voltar para a comida em busca de consolo quando se sentem sozinhas, preocupadas, bravas ou tristes.

E é verdade que a comida *pode* consolar, distrair e acalmar. Ela *pode* fazer tudo isso – mas só enquanto você está comendo e por um curto período depois disso. A comida jamais será capaz de resolver o problema que o deixou chateado. Embora possa distraí-lo temporariamente dos sentimentos difíceis, o mais provável é que, quando a força da distração diminuir, você venha a sentir remorso por ter saído do plano – e provavelmente se sentirá ainda pior do que estava antes de comer.

A comilança emocional não resolve nenhum problema. Apenas cria problemas novos.

É possível também que você tenha vontade de comer ao experimentar pequenos desconfortos. Talvez esteja cansado, entediado, sem nada para fazer ou simplesmente com vontade de deixar tudo para amanhã. Talvez sequer tenha plena consciência de como está se sentindo, mas de repente se vê indo para a cozinha a fim de comer um lanche não planejado.

O caminho para escapar das armadilhas da comilança emocional consiste em aprender a lidar de outra maneira com o desconforto. Em vez de se voltar para a comida ao experimentar emoções negativas, você pode tentar resolver o problema que o está chateando ou pode passar a vê-lo de modo mais razoável. Porém, se estiver vendo corretamente o problema e não houver nada que possa fazer no momento para resolvê-lo, terá de aprender a aceitar seu sofrimento.

Aceitar o sofrimento é algo que se aprende. Uma estratégia provisória razoável é pensar em outra coisa. Para começar, você pode se distrair com atividades prazerosas ou produtivas. Quando provar a si mesmo que é capaz de romper o hábito de administrar as emoções negativas comendo, vai se sentir mais forte e ter a sensação de que tem mais controle sobre a própria vida. À medida que for praticando e chegar a dominar a comilança emocional, provavelmente sentirá imenso orgulho e alívio pelo fato de a comida já não ter poder sobre você.

Vamos ver algumas das armadilhas mais comuns de comilança emocional.

Nº 1: A armadilha de comer para abafar o sofrimento

Você acredita que não deve sentir emoções negativas.

Elizabeth lutava contra o peso há muito tempo, mas foi só quando passou dos 60 anos que começou a enfrentar problemas sérios. As coisas pioraram quando seu marido, Bill, dez anos mais velho, começou a ter problemas de saúde. Toda vez que ele ficava doente, ela ficava ansiosa e "perdia totalmente o controle" sobre sua própria alimentação.

Na verdade, *sempre* que Elizabeth se sentia triste, preocupada ou frustrada, sua resposta imediata era pensar em comida: *Preciso comer algo para me acalmar.* E a comida que então procurava não era do tipo saudável. Comia doces – aos montes. Acreditava que sentir emoções negativas era "ruim" e que precisava se livrar de seus sentimentos de desconforto.

Primeiro, falamos sobre o que poderia acontecer caso Elizabeth *não* comesse quando se sentisse mal. Ela disse que pensava que se sentiria cada vez pior até que finalmente não fosse mais capaz de suportar aquele sentimento.

Pedi a Elizabeth que se lembrasse de uma época recente em que havia sofrido emocionalmente mas não havia comido. A primeira experiência que ela me contou ocorrera no mês anterior. Fora com Bill ao médico e este lhe disse que o marido teria de fazer uma cirurgia. "Fiquei chateadíssima", disse ela, "mas não pude comer. Queria, mas não tive a oportunidade. Quando saímos do consultório, era quase hora do almoço. Mas primeiro tivemos de ir ao laboratório para tirar sangue, e isso demorou um século. Quando finalmente saímos de lá, o pneu do carro furou e o borracheiro demorou mais de uma hora para nos socorrer. Tivemos então de passar em outra farmácia para comprar o remédio de Bill, pois a primeira não tinha o que ele precisava. Enfim, quando chegamos em casa, era quase hora do jantar."

"E o que você comeu desde que saiu do consultório médico até aquela hora?"

"Nada", respondeu Elizabeth.

Era um exemplo perfeito de uma experiência em que ela estava triste mas não comera. Havia sobrevivido. E como ela teria se sentido caso tivesse tido acesso a alimentos de má qualidade e comido a tarde inteira?

"Mal", respondeu ela. "Quer dizer, eu diria para mim mesma que tinha uma desculpa, mas mesmo assim sei que não é saudável." Ela gravou aquela experiência num lembrete para se recordar de que não precisava se medicar com comida para sobreviver a uma experiência difícil.

Fiquei muito chateada depois da consulta com o Dr. Ross, mas sobrevivi até o final da tarde sem comer. Isso mostra que não é verdade que preciso comer quando estou triste ou chateada. Posso até querer comer, mas não preciso comer.

Depois, falamos sobre o fato de nenhuma emoção ser intrinsecamente boa ou má. As emoções simplesmente fazem parte da vida do ser humano. Na verdade, as emoções negativas podem servir a objetivos importantes, alertando-nos para problemas que merecem nossa atenção. Para romper o ciclo da comilança emocional, precisamos aceitar todas as nossas emoções, não somente as positivas.

Para ajudar Elizabeth a reconhecer que as emoções intensas se avolumam e depois se suavizam, pedi que ela visualizasse a emoção negativa como uma grande onda no oceano. Como uma onda, a dor emocional pode crescer e se tornar mais intensa, mas ela sempre "quebra" e começa a diminuir de tamanho, mesmo que você não faça nada para espantá-la. Elizabeth criou um lembrete para essas ideias:

> *Quando cheguei no estado de maior sofrimento emocional de que me lembro, mesmo assim sobrevivi. As emoções negativas não são más. Fazem parte da vida humana. Não preciso afugentá-las. Elas sempre chegam a um ápice, como uma onda, e depois começam a diminuir. Não tenho de ter medo dos meus sentimentos.*

Para escapar à armadilha de comer para abafar o sofrimento

Muitas armadilhas da comilança emocional têm pontos em comum com esta armadilha. No fundo, ela se baseia na vontade de abafar a dor. Porém, se fizer um exercício de memória, você provavelmente vai encontrar inúmeros indícios de que *é capaz* de tolerar sentimentos negativos. É, sem dúvida, mais forte do que imagina; não precisa de comida para aguentar as emoções negativas. Pensa que precisa, mas na realidade não precisa. Para desenvolver a confiança na sua capacidade de lidar com sentimentos difíceis, você precisa parar de usar a comida para aliviar o sofrimento.

- Pense na sua época de maior sofrimento emocional. Atribua a ela a pontuação 10 numa escala de 1 a 10. Depois faça um experimento. Na próxima vez em que estiver triste ou aborrecido, ponha um contador regressivo para tocar em 20 minutos. Não faça nada para tentar reduzir sua emoção negativa. Não lute contra ela. Simplesmente a meça na sua escala de 10 pontos. Veja o que acontece quando você sente emoções negativas e simplesmente aceite esse sentimento.

- Reflita sobre as experiências passadas de sofrimento emocional em que você não conseguiu recorrer à comida para se sentir melhor. O sofrimento se intensificou? Quanto tempo durou em seu ápice? Continuou aumentando sempre até acontecer uma catástrofe? Ou aumentou, chegou ao máximo e depois diminuiu?

Nº 2: A armadilha da falta de alternativas

***Você acredita que, quando está triste ou aborrecido,
a única coisa que pode fazer é comer.***

Uma vez que o marido de Elizabeth continuava apresentando problemas de saúde, tornou-se importante desenvolvermos técnicas alternativas para lidar com o sofrimento emocional. Agora que Elizabeth já sabia que as emoções negativas não produzem um mal duradouro, pudemos falar sobre estratégias mais saudáveis e mais úteis que a comida.

Perguntei a Elizabeth se ela conhecia pessoas que não recorriam à comida quando estavam tristes ou sentindo outra emoção negativa forte. Ela disse que sim – na verdade, seu marido era um excelente exemplo. Ele comia mais ou menos as mesmas coisas todos os dias. Quando Bill estava triste em razão de sua doença, por exemplo, ele não se voltava para a comida. Em vez disso, conversava com Elizabeth, fazia uma pequena caminhada ou lia para se distrair.

O marido de Elizabeth era um bom modelo de como lidar com emoções negativas. "Acho que sempre usei a comida como estratégia de apoio", ela me disse. "Quando eu era criança, minha avó me dava biscoitos toda vez que meu irmão mais velho me tratava muito mal. Acho que desde aquela época associo os sentimentos ruins com a comida."

Mesmo que você já venha usando a comida para se acalmar há muito tempo, isso não significa que não possa mudar. Comer para acalmar emoções

68　　ARMADILHAS DA DIETA

negativas é um comportamento que você aprendeu e pode *desaprender*. Elizabeth escreveu um lembrete para ajudá-la a se lembrar dessa ideia:

> *Aprendi a comer quando estou me sentindo mal, mas agora posso desaprender. Bill não come quando está chateado. Não é verdade que a comida é o único jeito pelo qual posso me sentir melhor.*

Na semana seguinte, Elizabeth perguntou a duas amigas e à sua irmã o que elas faziam quando estavam chateadas, tristes, aborrecidas. Na consulta seguinte, chegou cheia de informações interessantes.

"Realmente me abriu os olhos", disse ela, puxando o bloco de notas. "Minha irmã disse que tenta resolver o problema e, se não consegue, se concentra em limpar e arrumar a casa. Minha vizinha Isabella simplesmente tenta se distrair, e minha amiga Tracy faz respiração profunda e meditação ou ioga."

Pedi a Elizabeth que pensasse em qual dessas estratégias poderia dar certo para ela. "Acho que como quando estou me sentindo mal para me distrair do problema, de modo que talvez as distrações me ajudem. Geralmente tenho dificuldade para resolver problemas quando estou me sentindo mal, então o melhor talvez seja tentar me acalmar primeiro."

Elizabeth e eu fizemos uma lista de distrações que ela poderia experimentar na próxima vez em que tivesse fortes sentimentos negativos. A televisão e a leitura não haviam dado certo no passado, de modo que deixamos essas duas coisas fora da lista. Procuramos pensar em atividades que realmente chamassem a sua atenção. Depois de conversarmos um pouco, Elizabeth elaborou a lista a seguir.

Atividades para distração

Quando estou me sentindo mal, devo tentar me dedicar a uma destas atividades. Se ainda assim sentir o impulso de comer, devo ir fazendo uma a uma até ele ir embora.

1. Ligar para uma amiga ou amigo (Alice, Robin ou Neil).
2. Escrever um *e-mail* para alguém com quem não falo há algum tempo (Rob, Jonah).
3. Limpar uma gaveta na cozinha.
4. Beber chá quente e olhar os pássaros no jardim.
5. Ouvir música clássica.
6. Ler as manchetes do jornal até achar uma reportagem ou artigo que me interesse.
7. Jogar palavras cruzadas no iPad.
8. Aceitar que estou me sentindo mal sem tentar me distrair.

O simples fato de ler a lista já parecia acalmar Elizabeth. Ela disse que continuaria acrescentando atividades à lista à medida que as fosse descobrindo.

O problema secundário de acreditar que a comida é a única solução para os sentimentos negativos acontece *depois* que você come: as consequências inevitáveis. Elizabeth e eu conversamos sobre numerosos problemas que surgem depois que ela se acalma comendo. Ela resumiu nossa discussão assim:

Se como quando estou me sentindo mal, só sinto um conforto momentâneo. Depois, tenho 3 problemas: o problema original, a culpa e o sentimento de ter perdido o controle e, por fim, o ganho de peso. Quando eu quiser comer por motivos emocionais, devo me perguntar o que é melhor: 1 problema ou 3 problemas.

Para escapar à armadilha da falta de alternativas

Para escapar desta armadilha, você precisa pôr à prova a ideia de que só a comida poderá acalmá-lo. Na verdade, tudo o que você tem é o forte hábito de comer quando está chateado. Vai continuar recorrendo à comida até desenvolver a confiança de ser capaz de lidar com as emoções negativas. Até lá, as distrações poderão ajudá-lo a não comer.

- Enumere todos os exemplos possíveis de situações reais em que você estava se sentindo emocionalmente abalado mas não teve acesso à comida. O que você fez? Acabou se acalmando? Realmente é verdade que você precisa comer para se acalmar? Escreva um lembrete para reforçar a ideia de que a comida não é a única maneira pela qual você pode diminuir as emoções negativas.

- Faça uma lista de atividades às quais você possa se dedicar em vez de comer – por exemplo, pessoas a quem pode telefonar ou mandar *e-mail*, *sites* que podem ser visitados, vídeos que podem ser assistidos, tarefas a serem cumpridas. Há também música, meditação, exercícios, artesanato, passatempos, jardinagem, limpar a casa, tomar um banho de banheira, beber uma xícara de chá – as possibilidades são inúmeras. Mas não espere até estar aborrecido para fazer a lista, senão você acabará comendo.

- Para ter mais ideias, converse com um amigo. Ou escreva "atividades agradáveis" num *site* de busca.

- Com a lista em mãos, veja quais atividades exigem preparação prévia. Você precisa comprar um livrinho de palavras cruzadas? Encher os pneus da bicicleta para dar uma volta? Ponha todos os objetos necessários (seu caderno de recortes, revistas) junto com uma cópia da lista numa caixa facilmente acessível, de modo que tudo esteja pronto quando você estiver chateado e sentir o impulso de comer.

Nº 3: A armadilha do direito à comida

Você acredita que tem o direito de se consolar comendo.

Às vezes, as armadilhas da comilança emocional assumem uma forma ligeiramente diferente: você talvez acredite que *precise* comer para se sentir melhor, talvez não; mas acredita quer *tem o direito* de comer.

Beth, assistente social, cuidava de muita gente no trabalho, mas nem sempre cuidava bem de si própria. Muitas vezes acontecia de sair do trabalho cha-

ARMADILHAS INTERNAS: COMO EU MESMO ME CAPTURO

teada, pensando num problema enfrentado por algum de seus clientes. Parava então numa lanchonete, comprava uma refeição bem grande no *drive-through* e a comia inteirinha no carro, a caminho de casa. Embora Beth soubesse que esse tipo de comida a fazia engordar, não conseguia se controlar; aquelas refeições a aliviavam. Afinal, ela tinha passado o dia inteiro tentando fazer os outros se sentirem melhor. "Sinto que comer é o que eu faço para cuidar de mim, para *eu* me sentir melhor", explicou ela.

Perguntei se aquelas refeições de *fast-food* realmente a faziam sentir-se melhor.

"Sim", respondeu ela. "São um presente que dou a mim mesma." Fez então uma pausa. "Bem, eu me sinto melhor enquanto estou comendo, mas..." E silenciou.

"Mas?"

"Mas tenho de admitir que, depois, me sinto mal. Me sinto cheia, fraca... e culpada. Sei que a comida de lanchonete me faz mal. Tenho vergonha. Seria horrível se alguém me visse comendo aquilo."

E como isso impactava a sua meta de perder peso?

"Bem, ela se torna quase impossível de alcançar", disse Beth. "Mesmo que eu tenha me alimentado bem durante o dia todo, a comida de lanchonete é muito calórica. Sei que não posso perder peso se continuar fazendo isso. Mas fico pensando: 'Tive um dia tão difícil! Não tenho o direito de me sentir melhor?'"

"É claro que tem!", exclamei. "Mas será que também não tem o direito de receber todos os benefícios da perda de peso?" Ela assentiu novamente e me abriu um meio sorriso. "Então, precisamos descobrir o que posso fazer para me sentir melhor sem comer." E escreveu um lembrete para se recordar dessa ideia:

Quando eu quiser comer comida de lanchonete depois de um dia ruim no trabalho, devo lembrar: tenho o direito de cuidar de mim e tenho o direito de me sentir melhor, mas também tenho o direito de receber tudo o mais que está na minha lista de vantagens; por isso, tenho de encontrar outro jeito de me confortar. (Além disso, quando como, sempre me sinto pior depois.)

Beth precisava de estratégias que a ajudassem a superar o hábito da comida de lanchonete. Depois de conversarmos um pouco, ela decidiu que passaria os domingos cozinhando para toda a semana, de modo que sempre houvesse uma refeição saudável à sua espera em casa. Com isso, diminuiria a probabilidade de passar numa lanchonete voltando do trabalho.

"Se você tivesse um dia difícil no trabalho, chegasse em casa e comesse uma refeição deliciosa e saudável, como se sentiria?", perguntei.

"Bem, não sei com certeza se me sentiria melhor, mas com certeza não me sentiria pior."

"Vou lhe fazer outra pergunta. Como se sentiria se saísse do trabalho, comesse uma refeição deliciosa e saudável e começasse a perder peso e a receber todas as outras vantagens da sua lista: se sentir mais segura de si, caber dentro das próprias roupas, ter mais facilidade para fazer exercícios, ter mais autoconfiança social e outras coisas do tipo?"

"Nesse caso, com certeza me sentiria bem!"

Beth escreveu um lembrete para ler antes de sair do trabalho:

> Mesmo que eu tenha tido um dia difícil, vou direto para casa e vou comer a refeição saudável que está à minha espera. Se fizer isso, vou me sentir bem agora e também quando perder peso. Se eu parar para comprar uma comida ruim, isso simplesmente fará com que eu me sinta muito mal.

Depois, nos dedicamos a resolver o problema de quando ela não tivesse tempo de preparar uma refeição ou seu estoque de comida saudável acabasse. Ela se lembrou de algumas opções rápidas e saudáveis que poderia encontrar voltando do trabalho para casa. Fez uma lista dos restaurantes e mercados e anotou os itens específicos que poderia comprar.

Perguntei-lhe então se, considerando o modo como ela se sentia depois, comer comida de lanchonete *era* de fato um presente que ela dava a si mesma. Ela criou outro lembrete:

> *A comida de lanchonete pode dar a impressão de ser um presente que dou a mim mesma, mas, quando a compro por impulso e como demais, na verdade é o oposto. Posso às vezes planejar uma refeição de comida de lanchonete, trazê-la para casa, comê-la lentamente e aproveitar cada bocado. Nas demais ocasiões, se eu quiser me dar um presente, que não seja de comida. Posso comprar um livro novo, uma vela perfumada, um novo esmalte de unha ou uma revista de celebridades.*

Também fizemos uma lista de atividades a que Beth podia se dedicar para se acalmar quando precisasse de conforto. Ela foi acrescentando itens à medida que as semanas se passaram.

Atividades de conforto

- Tomar um banho quente com aromaterapia.
- Colocar música para tocar bem alto e dançar.
- Encolher-me no sofá com um cobertor e assistir a uma comédia romântica.
- Olhar minhas fotos favoritas dos amigos e da família.
- Sair para passear com Max, escová-lo ou fazer carinho nele no sofá.

Montando essas estratégias, Beth finalmente foi capaz de superar o hábito de se confortar com comida. As primeiras semanas foram difíceis; ela ainda precisava lutar contra o seu músculo de "desistência", que tinha a forte tendência de fazê-la parar numa lanchonete. Porém, com o tempo, seu músculo de resistência se fortaleceu e foi ficando cada vez mais fácil resistir à tentação. Ela tinha cada vez menos dificuldade para ir direto para casa, comer um jantar saudável e se lembrar de consultar sua lista de atividades de conforto, lista essa que estava cada vez maior e a ajudava a ter os confortos e consolos a que tinha direito. Ela passou a se sentir melhor *e*, ainda por cima, perdeu peso.

Para escapar à armadilha do direito à comida

As pessoas são frequentemente enganadas pela ideia de que têm o direito de se sentir melhor. É claro que têm esse direito! No entanto, toda vez que você come somente para se sentir melhor, acaba se sentindo pior. Essa prática é simplesmente incompatível com a meta de perder peso e não voltar a ganhá-lo. Como Elizabeth, você tem de decidir: ou continua comendo demais e se sentindo bem *temporariamente* (e mal logo depois) *ou* procura se confortar não comendo, mas de outra maneira, de modo a poder perder peso e a receber as recompensas que daí provêm. Para escapar desta armadilha:

- Leia com frequência a sua lista de vantagens. Pode até criar vários conjuntos de cartões usando letras e cores diferentes, fotos e imagens. O ato de escrever e rotineiramente reafirmar para si mesmo essas ideias vai abrir cada vez mais os seus canais neurais.

- Pergunte a si mesmo qual dos dois direitos você prefere: o de retardar o estresse em alguns minutos ou o de obter as vantagens da alimentação saudável e da perda de peso. Pense na possibilidade de colar uma cópia da sua lista de vantagens nas áreas mais vulneráveis da casa, como as portas da geladeira ou do armário de comida.

- Crie sua própria lista de atividades de conforto e acrescente novos itens à medida que tiver novas ideias. Procure os painéis do Pinterest ou as páginas do Facebook e do Instagram onde se postam sugestões inteligentes de atividades agradáveis.

Nº 4: A armadilha de comer para passar o tempo

Você recorre à comida quando está entediado, cansado ou adiando algo que tem de fazer.

Beth ainda lutava para controlar sua alimentação à noite. Às vezes, por volta das 21h ou 22h, ela se via em frente à geladeira com vontade de comer

ARMADILHAS INTERNAS: COMO EU MESMO ME CAPTURO

qualquer coisa. Pedi a Beth que identificasse onde sentia o desejo de comer. Era no estômago? Tinha uma sensação de vazio no abdome? Ou tinha sensações em algum outro lugar do corpo – na boca, na garganta, na parte superior do tronco? Beth não tinha certeza, por isso topou observar a si mesma ao longo da semana seguinte. Prestaria atenção em como se sentia quando tinha vontade de ir à geladeira e procuraria identificar em que parte do corpo nascia o desejo de comer.

No decorrer da semana seguinte, Beth reuniu dados interessantes. Nas noites em que tinha a tentação de comer demais, descobriu que estava se sentindo entediada (sem vontade de fazer nada em específico), estava adiando algo que *devia* fazer e não queria, ou ainda estava cansada (mas sem vontade de ir deitar). Percebeu também que, em suas visitas noturnas à geladeira, não tinha uma sensação de vazio no estômago.

Embora chamasse de "fome" o que estava sentindo, na verdade não estava experimentando os sintomas da fome. E não admira – fazia apenas uma ou duas horas que comera uma refeição nutritiva. "Eu não tinha percebido, mas o desejo de comer vinha da minha boca", disse ela. "Isso me surpreendeu. Acho que não é fome. Eu só *tenho vontade* de comer." Ela escreveu um lembrete a esse respeito.

> *Se eu tiver vontade de comer à noite, devo me lembrar de que provavelmente só estou sem nada para fazer e não com fome, de modo que a comida não é a solução. Encontre outra coisa para fazer. Se eu comer, vou reforçar o meu hábito de desistência, me sentir mal comigo mesma e continuar acima do peso, e não quero nada disso.*

Beth percebeu que com frequência tinha o desejo de comer enquanto assistia à televisão à noite, especialmente quando o programa era chato. Ela mudava muitas vezes de canal, mas não conseguia encontrar nada que a interessasse. Conversamos sobre algumas opções.

- Ela poderia parar de assistir à televisão e encontrar uma atividade mais interessante.

- Ela poderia encontrar outra coisa para fazer enquanto via televisão.

- Ela poderia assistir à televisão e simplesmente aceitar o leve sentimento de tédio.

Beth ponderou suas opções e concluiu que preferiria ter várias atividades entre as quais escolher. Primeiro falamos sobre o que ela poderia fazer *enquanto* assistia à televisão. "Gostaria de voltar a tricotar", disse ela. "Estava fazendo um suéter, mas há alguns meses fiquei muito ocupada e interrompi o trabalho." Depois falamos sobre mais algumas possibilidades, e Beth preparou uma lista.

Quando estou entediada (em vez de assistir à TV ou enquanto assisto)

1. Tricotar e ouvir música.

2. Ver o Facebook ou o Youtube.

3. Planejar uma viagem de férias.

4. Fazer *sudoku* ou palavras cruzadas.

5. Fazer um perfil num *site* de relacionamento e começar a ver as postagens.

6. Ligar para Thea ou Jody.

Beth também reconheceu que a sensação de cansaço à noite a levava a comer. "Às vezes, à noite, me sinto muito sonolenta. Quando como, desperto e posso terminar algumas tarefas domésticas." Concordou que dez polichinelos poderiam ter o mesmo efeito. Em outras ocasiões, Beth comia porque não estava com vontade de se preparar para dormir; comendo, poderia adiar o inevitável. Expliquei que a alimentação quando a pessoa está cansada leva ao ganho de peso. E, indo dormir mais tarde do que devia, ela acordava cansada no dia seguinte – o que lhe tirava a força de prosseguir com o plano.

Para não comer quando estava cansada, Beth instituiu uma hora em que obrigatoriamente deveria ir para a cama: deveria deitar-se no máximo às 22h30 e apagar as luzes no máximo às 23h. Ligou dois despertadores no celular:

- O primeiro tocaria às 22h15, lembrando-a de que ela tinha 15 minutos para terminar o que quer que estivesse fazendo.
- O segundo tocaria às 22h30, lembrando-a de que era hora de ir para a cama.

E ela escreveu o seguinte lembrete:

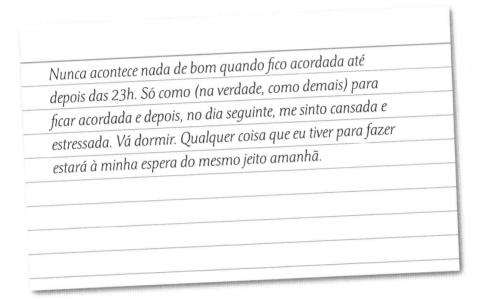

Nunca acontece nada de bom quando fico acordada até depois das 23h. Só como (na verdade, como demais) para ficar acordada e depois, no dia seguinte, me sinto cansada e estressada. Vá dormir. Qualquer coisa que eu tiver para fazer estará à minha espera do mesmo jeito amanhã.

Finalmente, discutimos o hábito de comer como uma forma de adiar tarefas que ela não queria cumprir, como pagar contas ou preencher a papelada do seguro-saúde. Dissemos que ela poderia dedicar meros cinco minutos a uma tarefa que tinha vontade de evitar e depois decidir se a continuava ou começava outra atividade (que não envolvesse comida). Ou, senão, ela poderia decidir não fazer a tarefa, mas agendar um momento específico para fazê-la nos próximos dias.

Beth trabalhou duro nas semanas seguintes para rotular o que sentia quando tinha vontade de comer sem fome e para aprender a aceitar o desconforto leve e temporário de não comer depois da refeição noturna. Percebeu que o desconforto do sobrepeso era maior e, se ela continuasse comendo, não diminuiria. O controle sobre a alimentação foi ficando cada vez mais fácil à medida que ela repetia a si mesma: "Estou simplesmente entediada (ou sem vontade de fazer X ou Y). Isso não é razão para comer. Vá fazer alguma outra coisa. Esse sentimento vai passar." E sempre passava.

Para escapar à armadilha de comer para passar o tempo

Muitas pessoas que fazem dieta não percebem quais são os gatilhos que as levam a comer, especialmente quando esse gatilho é um desconforto leve. Na próxima vez em que você comer sem saber por quê, procure ver se não está se sentindo levemente desconfortável ou fatigado. Se assim for, você terá de romper esse ciclo.

- Quando sentir a tentação de comer apesar de não ter fome nem ter tido contato com um alimento específico, procure ver se você não está entediado, sem nada para fazer ou adiando alguma obrigação. Rotule o sentimento. Às vezes, a simples consciência é o bastante para quebrar o feitiço.

- Crie um lembrete para que você não se esqueça das consequências da alimentação fora do plano.

- Pergunte-se se você prefere permanecer acima do peso ou romper o hábito de comer quando não deve. Crie uma lista de outras atividades para redirecionar sua atenção ou comprometa-se a simplesmente aceitar o leve desconforto que está sentindo.

Crie planos de fuga para as armadilhas da comilança emocional

Constatamos que a maioria das pessoas que têm dificuldade para fazer dieta cai nas armadilhas da comilança emocional, pois têm o hábito arraigado de usar a comida para se sentir melhor. Esse hábito, porém, tem consequências que, a longo prazo, podem ser extremamente desvantajosas. Procure ver se você costuma cair em alguma das armadilhas da comilança emocional e, se for o caso, crie seus próprios planos de fuga.

1. **Identifique uma situação futura em que você possa se deparar com uma armadilha de comilança emocional.**
2. **Registre seus pensamentos de sabotagem.**
3. **Escreva uma resposta convincente para cada pensamento de sabotagem.**
4. **Desenvolva uma lista de estratégias.**
5. **Recapitule e revise com frequência seu plano de fuga.**

Tome como exemplo o plano de fuga a seguir para criar os seus.

ARMADILHAS INTERNAS: COMO EU MESMO ME CAPTURO

Plano de fuga: armadilhas da comilança emocional		
Situação nº 1: Sentir-se sozinha à noite. Estou triste porque eu e meu marido nos afastamos. Às vezes, parece que a comida é minha melhor amiga.		
Pensamentos de sabotagem	**Lembretes**	**Estratégias**
Estou solitária. Mereço aquela taça extra de sorvete. Sorvete é a única coisa que pode fazer com que eu me sinta melhor. Não é justo que eu não possa me confortar com comida.	É verdade que estou solitária. Preciso aceitar esse sentimento e lidar com a solidão de outro jeito. Se eu me empanturrar de sorvete, vou continuar me sentindo solitária e, pior, vou ficar com raiva de mim mesma. Não é verdade que o sorvete é a única coisa que possa me fazer me sentir melhor. Eu também me sentiria melhor se ligasse para minhas amigas. Seria ainda mais injusto se eu deixasse esse sentimento de injustiça me impedir de perder peso, pois isto é realmente importante para mim.	Começar a comprar somente uma bola de sorvete por dia para tomar à noite. Jogar fora os litros e litros de sorvete que já estão guardados no congelador. Descobrir meios de me encontrar com as amigas pelo menos 2 noites por semana. Ir ao cinema sozinha. Deixar algumas tarefas domésticas para fazer à noite. Ligar para Ruthie! Ligar para Maureen! Falar com Lois e Barbara por *e-mail*. Pedir à Phyllis que faça uma caminhada comigo após o jantar nos dias de semana. Procurar um curso de espanhol. Convocar as amigas para me ajudar a pensar o que mais fazer para melhorar minha vida.

Refletir e tornar a se comprometer: por que quero escapar desta armadilha

Comer para se sentir melhor é um comportamento aprendido, ou seja, é totalmente opcional. É você quem decide se vai se deixar controlar pela comilança emocional e perder o rumo da dieta. Mas você também pode decidir mudar.

Quando está chateado, você não prefere ficar somente com o problema original que o está afligindo? Ou quer, além de ter esse problema, também passar a se sentir mal por ter comido demais? E acrescentar ainda o problema dos quilinhos a mais? **Em outras palavras, você prefere ter um problema só – ou prefere ter três?**

As armadilhas da comilança emocional se baseiam em hábitos profundamente arraigados, e pode ser difícil largá-los. Porém, quanto mais você for capaz de prever as situações que o deixam emocionalmente abalado, mais poderá se preparar para fazer alguma outra coisa em vez de comer. Comece agora mesmo para que, quando a próxima onda de sentimentos negativos chegar, você esteja pronto. Reserve alguns minutos para escrever um último lembrete resumindo as motivações que você tem para mudar agora e continuar mudando.

PARTE TRÊS
Armadilhas interpessoais: como as outras pessoas me capturam

Capítulo 5
Armadilhas de insistência alheia

Quase todos os que fazem dieta para perder peso vão ter de enfrentar, em algum momento, pessoas que lhes oferecem comida com insistência. Algumas dessas pessoas são facilmente dissuadidas por um "Não, obrigada"; mas outras, não. Algumas querem que você coma aquela comida porque realmente gostariam que você apreciasse o sabor ou reconhecesse os esforços de quem preparou o alimento para você; outras acreditam que a insistência é uma questão de educação e polidez. Há até quem chegue a lhe oferecer comida com insistência porque quer sabotar sua dieta.

Quem quer que sejam essas pessoas e quaisquer que sejam os motivos para lhe oferecer comida, a capacidade de se manter firme e dizer não está sempre sob o seu controle – desde que você saiba contestar os pensamentos de sabotagem. Neste capítulo, vamos falar sobre como você pode escapar das armadilhas montadas pelas pessoas que oferecem comida. Alguns dos conceitos aqui apresentados entrarão em cena de modo ainda mais dramático no capítulo 6, "Armadilhas familiares".

Nº 1: A armadilha do vendedor insistente

As pessoas continuam lhe oferecendo comida mesmo quando você diz não.

Criada numa família grande, Laura era a filha do meio de cinco irmãos e irmãs e muitas vezes tinha de reconciliar os irmãos brigados. Gritos e discussões sempre a incomodavam e, à medida que ela foi crescendo, esse desejo de evitar conflitos se intensificou. Já com 30 e poucos anos, Laura tinha dificuldade para se autoafirmar ou dizer não às pessoas – especialmente seus irmãos.

Quando Laura veio para sua primeira consulta, num dia de primavera, disse que já fazia tempo que estava precisando de ajuda no que diz respeito à dieta. Era um exemplo clássico do efeito sanfona, sempre perdendo e depois ganhando os mesmos 5 kg, que faziam bastante diferença em seu corpinho *mignon*. Laura dominou rapidamente as estratégias fundamentais, pois geralmente era capaz de se ater ao plano alimentar durante o ano. Porém, o verão estava chegando, e era aí que ela tinha mais dificuldade para permanecer na linha.

Para certas pessoas, o verão é a estação em que é mais fácil perder peso, pois os pratos são mais leves e temos mais oportunidades para praticar atividades físicas ao ar livre. Para Laura, porém, era o oposto. Seus pais tinham uma casa nas montanhas e, em todos os fins de semana do verão, a família inteira ia para lá sempre que possível.

"Em geral, é muito divertido", disse Laura. "Nadamos no lago, fazemos caminhadas, cozinhamos juntos. Mas, para a minha alimentação, é muito, muito difícil." Ela seguia seu plano alimentar durante todo o inverno e a primavera e se sentia ótima quando o verão começava. Porém, seus hábitos alimentares saudáveis ficavam pelo caminho naqueles fins de semana. Todos comiam e bebiam demasiadamente e insistiam com Laura para que fizesse o mesmo. Por mais que ela tentasse resistir, não adiantava. "Sempre acabo desistindo", suspirou. "É frustrante. No final do verão, já ganhei todos os quilos que tinha perdido no resto do ano, e tenho de começar de novo. É um ciclo ruim e quero mudá-lo."

Primeiro precisávamos saber com que tipo de insistência ela estava lidando. "Quando sua família insiste para que você coma e beba, você acha que eles o fazem para que você participe da diversão?", perguntei. "Ou estão tentando sabotá-la deliberadamente?"

Laura disse que se encaixavam na primeira categoria, sem dúvida. "Acho que pensam que eu não vou me divertir – ou que talvez *eles* não vão se divertir tanto – se eu não comer e beber como eles." Laura descreveu um típico sábado à noite. A família faz um grande churrasco no deque com bastante cerveja e tudo o mais: hambúrgueres, cachorros-quentes, costeletas, milho na espiga, salada de maionese e pelo menos duas sobremesas.

Pedi a Laura que descrevesse um incidente específico que exemplificasse o problema. Ela se lembrou de uma ocasião em que decidira limitar-se a um hambúrguer e uma cerveja para que pudesse comer os acompanhamentos de que gostava e uma fatia de bolo de chocolate (com uma cobertura maravilhosa) da sua padaria predileta. Porém, quando a irmã mais velha de Laura, chamada Sharon, viu que ela recusou a segunda cerveja, começou a oferecer-lhe bebida com insistência.

"Vamos lá, tome mais uma cerveja", disse Sharon. Laura recusou, mas Sharon continuou insistindo: "Vamos lá, qual é o problema? Você sempre toma mais de uma. É nossa tradição familiar!" E assim foi até que, para evitar conflitos, Laura cedeu e tomou outra cerveja – e depois mais uma. Estava preocupada com a possibilidade de essa história se repetir no verão seguinte.

"Vamos fazer um grande churrasco no fim de semana que vem", disse Laura, "e minha família inteira estará lá, pois é o primeiro fim de semana da estação." Ela não queria abandonar o plano alimentar que estava seguindo, mas tinha medo de que um membro da sua família insistisse para que ela comesse ou bebesse algo fora do plano. Olhou para baixo. "Realmente não quero que aconteça a mesma coisa que aconteceu em todos os outros fins de semana no lago."

Sugeri a Laura que fizéssemos um teatrinho para que ela aprendesse o que fazer. Fiz o papel da própria Laura e ela fez o papel de Sharon. Foi ela quem começou o diálogo.

"Laura, tome mais uma cerveja."
"Não, obrigada."
"Não vai começar de novo, não é mesmo, Laura? É só uma cervejinha!"
"Não, obrigada."
"Vamos lá, divirta-se junto com a gente. Você nunca toma uma só."
"Não, obrigada."
"Qual é o problema?"
"Problema nenhum. E não, obrigada."
"Mas é mais divertido quando você bebe junto."
"Não, obrigada."
"Mas é nossa tradição familiar! Você não quer romper com a tradição, quer?"
"Não, obrigada."
"Você sabe que, depois, vai acabar bebendo mais uma de qualquer jeito."
"Não, obrigada."
"Não vai tomar mais uma mesmo?"
"Não, obrigada."

"De verdade?"

"Não, obrigada."

Laura e eu discutimos o teatrinho e o uso que fiz da técnica do "disco quebrado" – não apresentar razões, mas simplesmente repetir "Não, obrigada" toda vez que comida ou bebida são oferecidas. "O que você achou?", perguntei-lhe.

"Foi ótimo", respondeu. "No fim não consegui pensar em nenhum outro jeito de insistir e acabei desistindo." Perguntei a Laura se ela achava que Sharon também acabaria desistindo. Ela achava que sim, mas expressou outra preocupação. "Acho que, em seguida, ela iria reclamar com minha outra irmã de eu não estar bebendo." Laura não gostava da ideia de suas duas irmãs falarem sobre ela.

A previsão de que você vai se sentir mal quando quem lhe oferece comida for reclamar com outra pessoa pode ser um obstáculo. Para se contrapor a isso, é importante que você reconheça as vantagens de permanecer firme e perceba que é capaz de aguentar o que vier sem se sentir mal.

Mencionei a lista de vantagens que Laura tinha feito na nossa primeira sessão e perguntei-lhe sobre as desvantagens que ela enfrentaria se engordasse. Depois, indaguei qual das duas perspectivas a incomodaria mais:

- suas irmãs comentarem juntas sobre o fato de ela não tomar mais uma cerveja; ou

- ceder constantemente, reforçar o ciclo de comer demais, sentir-se culpada e sem força de vontade, sentir-se frustrada consigo mesma e com todos os que lhe oferecem comida, perder os hábitos alimentares saudáveis adquiridos no resto do ano, ter de usar roupas cada vez mais apertadas à medida que o verão avançava e sentir vergonha do próprio corpo no lago.

"Nem se discute", concluiu ela. "Ganhar peso de novo neste verão seria *muito* mais incômodo, e por muito mais tempo." Laura percebeu que iria ter sentimentos ruins de um jeito ou de outro. Ou teria de lidar com o desconforto *momentâneo* e *leve* de ver suas irmãs falando dela ou com o desconforto mais intenso e duradouro de ganhar peso. Laura escreveu o seguinte lembrete para não se esquecer de como e por que pretendia manter-se firme em sua decisão:

> *Quando meus familiares me oferecerem comida, simplesmente continue dizendo "Não, obrigada". Eles vão acabar esgotando suas alternativas e desistindo. SIMPLESMENTE DIGA NÃO!!! Se reclamarem de mim, vou sentir um desconforto momentâneo; mas, se eu não me afirmar, vou me sentir muito mais desconfortável por muito mais tempo.*

Para escapar à armadilha do vendedor insistente

De certa maneira, o caminho para contrariar o vendedor insistente é a simples resistência – se a pessoa que oferece comida não tiver intenção maliciosa, a simples repetição das palavras *Não, obrigada* pode operar milagres. Depois de você demonstrar em várias ocasiões que a insistência deles não vai adiantar, eles geralmente aprendem que você não vai desistir e param de insistir.

- Para vencer a insistência, experimente a técnica do "disco quebrado". Continue dizendo "Não, obrigada" quantas vezes for necessário e ao que quer que lhe digam.

- Você não precisa explicar por que está recusando comida ou bebida. Se quiser, porém, pode apresentar uma razão. Eis algumas variações que você pode experimentar:

"Obrigada, não quero."

"Já comi/tomei uma."

"Talvez daqui a pouco eu coma/beba."

"Não estou com fome."

"Não aguento comer mais nada, muito obrigada."

ARMADILHAS DA DIETA

- Nem sempre é gostoso dizer não a quem oferece algo com insistência, mas ceder tampouco é gostoso. Pergunte-se: qual desconforto prefiro sentir? O desconforto momentâneo de dizer não ou o desconforto muito maior e mais prolongado de ceder e sabotar meus esforços para perder peso?

Nº 2: A armadilha do receptor passivo

Em vez de simplesmente recusar, você espera que quem insiste pare de insistir.

Muitas vezes ouvimos, de quem faz dieta, reclamações contra quem lhes oferece comida com insistência. "É irritante. Por que minha amiga simplesmente não para de me encher para que eu coma isto ou aquilo?" Ou: "É injusto. Minha prima fica insistindo para que eu repita o prato quando não quero comer mais nada." Quem faz essas queixas comete o erro clássico de esperar que a pessoa insistente mude, quando na verdade a mudança inicial deve partir de quem está fazendo a dieta. Também Laura tinha problemas com essa ideia.

"É muito difícil lidar com minha família às vezes!", exclamou ela. "Gostaria que parassem de tentar me fazer comer mais do que quero."

"É verdade, é difícil", falei, simpatizando com ela. "Mas quero lhe fazer uma pergunta. No passado, o que aconteceu toda vez que sua família insistiu para que você comesse?"

"Quase sempre acabei cedendo", suspirou ela.

"Pois é!"

Sem querer, Laura havia "ensinado" a seus familiares que, quando eles insistem, acabam obtendo o que querem. Não admira que continuem insistindo! Ajudei Laura a ver que não é responsabilidade da família dela parar de insistir para que ela coma. "O papel deles é insistir, é isso que eles sabem fazer", eu disse com bom humor. "O *seu* papel é parar de dizer sim. Quem tem de mudar primeiro é você, não eles."

Laura nunca havia pensado desse modo sobre a situação. Como muitas outras pessoas que fazem dieta, estava à espera do dia em que as pessoas parassem de insistir para que ela não tivesse mais de dizer não. Porém, quanto mais a pessoa que faz dieta cede às insistências, mais seus familiares e amigos vão tender a insistir, no futuro, para que comam. Esse conceito ajudou Laura e ela escreveu um lembrete:

Não é papel da minha família parar de insistir para que eu coma. O papel deles é insistir, é isso que sabem fazer. O <u>meu</u> papel é parar de ceder. Tenho de ser eu a mudar.

Para escapar à armadilha do receptor passivo

Quando as pessoas que oferecem comida com insistência são mestres nessa arte, sabem ser persistentes e agressivas. Autoafirmar-se perante elas é também uma arte que exige prática. Mas como é grande a recompensa quando elas finalmente aprendem que você já não é tão influenciável! Você simplesmente não vai comer e beber só porque elas querem.

- Se os insistentes o deixarem frustrado, lembre-se de que eles estão apenas cumprindo o papel deles. Não cabe a *eles* dar o primeiro passo na mudança; isso cabe a *você*. Muitas pessoas que fazem dieta constatam que, quando passam a ver a armadilha dessa maneira, ela se torna muito mais fácil de superar.

- Se você quer que os insistentes parem de insistir, tem de mostrar a eles que toda insistência será inútil. Quanto mais você cede, mais deixa claro que eles vão obter o que querem caso continuem insistindo. Quando, porém, você tomar a decisão de seguir o seu próprio caminho, faça isso toda vez que houver insistência. Caso contrário, o processo de "educar" as pessoas que oferecem comida com insistência demorará muito mais.

Nº 3: A armadilha do estraga-prazeres

Você se sente responsável por fazer com que os outros se sintam bem com o que eles estão comendo e bebendo.

Laura tinha outro problema com os familiares que insistiam para que ela comesse e bebesse. "Sempre me sinto culpada quando digo não às bebidas que eles ficam me oferecendo", disse. "Não quero que eles se sintam mal com a quantidade que *eles* estão bebendo."

Tive de chamá-la novamente de volta à realidade. Embora ela *tivesse* a responsabilidade de começar a dizer não para os familiares insistentes, *não tinha* a responsabilidade de fazer com que as outras pessoas se sentissem bem com as escolhas *delas* em matéria de comida e bebida. Para cada um de nós, a verdade final é que somos responsáveis pelas nossas escolhas e por elas somente; não somos responsáveis pelas escolhas que as outras pessoas fazem.

Laura percebeu que o fato de se preocupar mais com o conforto emocional de sua família que com o seu próprio a levava a se sentir mal com suas próprias opções de alimentação – e a acabar pesando muito mais do que queria. Assim como era nova para ela a ideia de que a responsabilidade de dizer não aos que ofereciam comida com insistência era dela e não da família, também a ideia de que não tinha de comer e beber para contentar os outros foi uma revelação. Laura havia exercido por tanto tempo o papel de conciliadora que havia realmente perdido de vista a necessidade de tomar decisões que fossem boas para ela, não boa para todos, mas para ela.

"E sabe do que mais?", disse. "Geralmente nem aprecio a droga da cerveja ou da comida, pois estou frustrada com a insistência deles."

Laura escreveu o seguinte lembrete:

> *Não é minha responsabilidade fazer com que meus familiares se sintam bem com o que comem e bebem, mas é minha responsabilidade fazer escolhas saudáveis que façam com que eu me sinta bem. Quando cedo a uma pessoa que me oferece comida com insistência, de qualquer modo não aproveito a comida e a bebida, pois fico chateada com a pessoa e comigo mesma.*

ARMADILHAS INTERPESSOAIS: COMO AS OUTRAS PESSOAS ME CAPTURAM **91**

Laura estava radiante quando chegou ao meu consultório na semana seguinte. "Consegui!", exclamou. "Este fim de semana foi muito melhor que qualquer momento do último verão." Mesmo com dificuldade, Laura havia se esforçado para dizer não à família. Descobriu que o planejamento por escrito daquilo que pretendia comer e beber e a leitura dos lembretes e listas de vantagens várias vezes por dia realmente a ajudavam a ser mais firme.

No churrasco de sábado à noite, seu irmão mais novo ficava lhe oferecendo comida extra: "Tem certeza de que não quer mais um milho ou um cachorro-quente? Se não comer, tudo vai ser jogado fora. O que aconteceu com você? Perdeu o apetite na estrada?"

Mas Laura simplesmente recusava, e por fim mudou de assunto: "Como vai indo o conserto do barco de pesca? Vamos conseguir navegar no lago no próximo fim de semana?"

Alguns minutos depois, foi Sharon que começou quando Laura recusou a segunda cerveja. Laura, porém, perseverou e disse "Não, obrigada" quatro vezes. Como havíamos previsto, a irmã insistente foi até a irmã mais nova, chamada Eliza, para reclamar de Laura. Embora Laura se sentisse incomodada, se lembrou de que era melhor lidar com esse pequeno incômodo do que com o grande incômodo de ganhar peso. "E sabe do que mais? Daí a pouco ela parou de falar sobre o assunto, a noite continuou e eu me senti muito, muito bem."

Laura escreveu a seguinte entrada na seção de "memórias que valem a pena" do seu caderno:

30 de maio

Estou orgulhosa. Pela primeira vez, recusei comida e cerveja no churrasco da família! Simplesmente persisti em dizer "Não, obrigada" e funcionou. Quando disse a Sharon que não queria outra cerveja, ela continuou insistindo, mas eu fiquei firme. Finalmente resisti a ela! Quando reclamou de mim para Eliza, me senti incomodada, mas não foi tão ruim. Consegui aguentar, e elas logo começaram a falar de outra coisa. Estou contente por não ter cedido. Valeu 100 por cento a pena dizer não.

Eu disse a Laura que esse verão provavelmente seria o mais difícil. "Imagine se, no verão passado, você já soubesse dizer não. O que sua família teria aprendido?" Laura entendeu que, a esta altura, sua família já estaria habituada a seu novo comportamento. Saberia que "Laura toma somente uma cerveja e não repete o prato de comida". Se ela conseguisse permanecer firme neste verão, poderia ter a esperança de alcançar esse tipo de tranquilidade no verão seguinte. Laura quis se lembrar disto:

> *Nos próximos fins de semana será mais difícil dizer não à família. Quando se acostumarem com o meu novo jeito de ser, não vão mais me incomodar tanto para comer e beber. Tenho de ser firme e provar para eles que não voltarei atrás; eles se adaptarão. Além disso, manter minha posição não é tão difícil quanto eu pensava.*

Quando o verão terminou, Laura me contou que o fato de ter aprendido a resistir aos oferecedores insistentes a ajudara a aprender a defender-se de modo mais geral. "Estou notando várias outras maneiras pelas quais tenho o hábito de ceder às pessoas em geral, e não somente à minha família, quando não deveria fazer isso." Esse verão proporcionou-lhe uma bela experiência de crescimento!

Para escapar à armadilha do estraga-prazeres

A percepção de que você não é responsável pelas reações das outras pessoas – desde que esteja sendo razoável, é claro – pode ser um divisor de águas que não somente promove a sua capacidade de obedecer a um plano alimentar saudável, mas também se aplica a outras áreas da sua vida. Se você se sente responsável por fazer com que os outros se sintam bem com as opções deles em matéria de comida e bebida, lembre-se de que, no que se refere à alimentação (e também à saúde e ao bem-estar), sua primeira responsabilidade é para consigo mesmo.

- Decida-se a tomar decisões alimentares com base no que é bom para você, não para os outros. Cuidado para não colocar os sentimentos das outras pessoas acima das suas necessidades. Você não é responsável pelo fato de eles se sentirem mal com o jeito como eles mesmos comem.

- Estabeleça uma "nova normalidade" com as pessoas que lhe oferecem comida com insistência. Como em todas as coisas novas, o começo será o mais difícil. Resista e deixe claro para todos que você não cederá.

- Há outras áreas da sua vida em que você assume excessiva responsabilidade pelas reações alheias? De que outro modo sua vida poderia melhorar caso você começasse a priorizar suas necessidades (dizendo não a pedidos não razoáveis, por exemplo, ou marcando reuniões festivas em momentos convenientes para você)?

Nº 4: A armadilha da pessoa subserviente

Você tem medo de desapontar as pessoas caso recuse a comida que elas lhe oferecem.

Theresa sempre esteve um pouquinho acima do peso ideal, desde a infância. No entanto, depois que começara a lecionar, ganhara mais 14 kg em cinco anos. Sentia que havia perdido o controle. Se não tomasse uma atitude, seu peso provavelmente continuaria aumentando, e essa perspectiva a assustava. Theresa e o marido estavam pensando em ter filhos, e ela queria estar o mais saudável possível antes de engravidar.

No começo, Theresa teve dificuldade com algumas estratégias fundamentais, mas perseverou. Constatou que era capaz de controlar sua alimentação durante a semana, mas os fins de semana eram outra história.

Os fins de semana são difíceis para muita gente. Nossa agenda é menos estruturada, tendemos a ter mais encontros sociais, e os pensamentos de sabotagem podem acabar nos dando permissão para relaxar a disciplina. Infelizmente, poucas refeições mais fartas ou um excesso de lanches e bebidas podem fazer-nos recuperar todo o peso perdido durante a semana. A alimentação desestruturada no fim de semana também pode enfraquecer a musculatura de resistência, nosso autocontrole e nossa autoconfiança.

Todo domingo, Theresa e o marido almoçavam com a sogra dela, Suzanne, que é excelente cozinheira. Theresa descreveu-me a experiência do domingo anterior. Foi capaz de manter o controle e comer porções razoáveis, mas teve problemas depois do almoço, quando Suzanne serviu uma torta de frutas com um aspecto incrível. Quando Suzanne lhe ofereceu uma fatia, Theresa recusou educadamente. Suzanne, porém, continuou insistindo, e Theresa acabou cedendo.

"Depois me senti culpada... e fraca. Fomos para casa e entreguei os pontos", disse Theresa. "Nem estava sentindo fome, mas fiquei comendo salgadinhos, pipoca e um monte de outras bobagens. Só consegui voltar ao normal no dia seguinte. Quero aprender a resistir a ela, mas não será fácil", disse. "Não quero decepcioná-la."

Fiz algumas perguntas a Theresa:

- "Que outras decepções Suzanne teve na vida? Ela foi capaz de superá-las?"

- "Se você recusar a sobremesa, quão forte será a decepção? Quanto tempo vai durar?"

- "O fato de você fazer isso prejudicará Suzanne de alguma outra maneira?"

Theresa supôs que a decepção de Suzanne seria branda e de curta duração, especialmente quando comparada à decepção que a mesma Suzanne sentira quando fora preterida numa promoção no trabalho. E Theresa não conseguiu pensar em nenhum outro prejuízo que Suzanne sofreria caso ela se mantivesse firme.

Chegou então a hora de identificar as consequências que a própria *Theresa* teria de enfrentar caso cedesse às insistências da sogra.

- "Quais serão os custos para você se disser sim?"

- "Em que medida *você* ficará decepcionada caso saia do plano alimentar durante o resto do dia e perca todo o trabalho que fez durante a semana? Em que medida ficará decepcionada se continuar nesse caminho e acabar não perdendo peso? Quanto tempo *essa* decepção vai durar?"

- "Que outros custos haverá para você?"

À medida que Theresa foi respondendo a essas perguntas, fiz uma tabela de análise de custos para que ela pudesse ver as consequências preto no branco.

Custo para Suzanne caso eu recuse a sobremesa	Custos para mim caso ceda às insistências dela
Decepção branda e de curta duração.	Comer demais e ganhar peso.
	Sentir-me fraca e culpada por ter cedido.
	Sentir que estou perdendo o controle sobre minha alimentação.
	Aumentar enormemente a possibilidade de comer demais pouco depois.
	Fortalecer a musculatura da desistência.
	Enfraquecer a musculatura da resistência.
	Dar continuidade a um padrão pouco saudável.
	Sentir-me muito decepcionada por muito tempo quando ganhar de novo todo o peso que perdi.

Quando as consequências são vistas preto no branco, a escolha fica clara. Theresa escreveu um lembrete a ser lido todos os dias da semana, preparando-se para o domingo:

Lembre-se da análise de custos. Quando recuso uma sobremesa de Suzanne, ela pode até ficar um pouquinho decepcionada por um curto espaço de tempo, mas vai superar. Se eu ceder, vou sofrer muitas, muitas consequências negativas. Vale a pena ficar firme.

Para escapar à armadilha da pessoa subserviente

Às vezes, voltamos indevidamente a nossa atenção para o custo que a pessoa insistente tem de pagar quando recusamos a comida que ela nos oferece. Por outro lado, não reconhecemos as consequências que sofremos quando deixamos que essa pessoa nos imponha a sua vontade.

- Faça uma análise de custos: quais serão os custos para a pessoa que lhe oferece comida com insistência caso você diga não? Que consequências ela terá de enfrentar? Quanto tempo essas consequências vão durar?

- Pense nos custos que você terá de pagar caso ceda. Que consequências terá de enfrentar? Quanto tempo elas vão durar?

- Pense no conselho que você daria a uma amiga caso os custos que ela teria de pagar ao tomar certa decisão fossem muito maiores que os custos incorridos pela outra pessoa.

Nº 5: A armadilha do "não" ilegítimo

***Você sente que não tem o direito de dizer não a quem
lhe oferece comida com insistência.***

Eu queria descobrir se havia outra coisa qualquer que pudesse prejudicar a capacidade de Theresa de resistir à sogra: "Qual é a probabilidade de você dizer não quando ela lhe oferecer sobremesa neste domingo?"

"É bastante provável", disse ela, com certa hesitação.

"O que lhe passará pela cabeça nessa hora?"

"Não sei. Acho que geralmente penso que ela realmente quer que eu coma o doce que ela preparou. Estamos na casa dela, ela teve um trabalho enorme..." A voz de Theresa foi diminuindo de volume.

Como muitas pessoas que fazem dieta, Theresa acreditava que seu desejo de perder peso não era um motivo legítimo para recusar comida, especialmente quando esta era oferecida com insistência.

Perguntei: "E se você fosse vegetariana e Suzanne insistisse para você comer um daqueles biscoitos da moda, com *bacon*? Você os comeria de qualquer maneira?"

"Ah, não", respondeu ela. "Nesse caso, não."

"Por quê?"

ARMADILHAS INTERPESSOAIS: COMO AS OUTRAS PESSOAS ME CAPTURAM **97**

"Por que não. Se eu fosse vegetariana, sequer *cogitaria* comer carne."

"E se tivesse alergia a amendoim e pudesse sofrer consequências sérias caso comesse qualquer coisa contendo amendoim? Você cederia se ela lhe fizesse um bolo com amendoim e depois insistisse para que você o comesse?"

"De jeito nenhum, por mais que ela insistisse. Eu certamente diria não."

"Ou seja, você sentiria que tem o direito de dizer não a Suzanne se fosse vegetariana ou tivesse alergia a amendoim?"

"Sim."

"Pois bem", continuei. "Vamos ver se o seu objetivo de perder peso não é igualmente legítimo." Pedi a Theresa que lesse em voz alta sua lista de vantagens. Ao lado de muitas outras consequências positivas de perder peso, ela havia identificado melhoras significativas na sua saúde. "Mas, mesmo que não obtivesse *nenhum* benefício de saúde em decorrência da perda de peso, você não teria o direito de recusar comida só para se sentir melhor, ter mais autoconfiança e se sentir forte e controlada?"

Ela fez que sim com a cabeça. "É, acho que eu não estava pensando nas coisas dessa maneira."

"E se a situação fosse a inversa? Se Suzanne tivesse o objetivo de perder peso para ter todas essas vantagens? Você insistiria para que ela comesse?"

"Não", respondeu Theresa. "Eu respeitaria a decisão dela."

Theresa resumiu seus pensamentos num lembrete:

> *Tenho o direito de dizer não! Tenho o pleno direito de recusar comida e obter os benefícios da perda de peso — assim como teria o direito de recusar comida se fosse vegetariana ou tivesse uma alergia alimentar. Se eu estivesse no lugar de Suzanne e ela no meu, eu certamente não lhe ofereceria comida com insistência. Por isso, não posso deixar que ela me obrigue a comer.*

Para escapar à armadilha do "não" ilegítimo

Às vezes, temos dificuldade para ver que nossos objetivos merecem tanto respeito quanto as preferências das outras pessoas. E não percebemos que a maioria das pessoas não deixa que os outros lhes digam o que comer. Muita gente tem a capacidade de dizer não quando o consumo de certo alimento vai contra sua filosofia, sua fé religiosa ou suas necessidades de saúde. Outras não têm dificuldade para se negar a comer quando querem emagrecer ou manter o peso, ou simplesmente não estão com vontade de comer aquele alimento.

- Considere a legitimidade do seu objetivo de perder peso. Você tem o direito de resistir a quem lhe oferece comida com insistência e de obter os benefícios da sua lista de vantagens.

- Reconheça que você vem agindo como se os desejos de quem lhe oferece comida (desejos de que essa pessoa nem mesmo tem consciência, na maioria das vezes) fossem mais legítimos que os objetivos que você colocou para si mesmo.

- Imagine essas pessoas que oferecem comida com insistência como valentões de escola, que gostam de tiranizar e assustar os outros. Você faria o mesmo com outra pessoa por causa de comida?

- Pense em quem seria um bom modelo para você imitar numa situação em que um alimento indesejado lhe é oferecido. Pergunte-se: "Se alguém oferecesse comida ao [Tio Fulano] e ele não quisesse comer, o que ele faria? E se a pessoa insistisse? O que ele diria para manter sua firmeza?"

Nº 6: A armadilha do cúmplice

Você não resiste muito porque a verdade é que você quer comer!

Algumas pessoas que fazem dieta não protestam contra o comportamento de quem lhes oferece comida com insistência porque, na verdade, *querem* comer ou beber o que lhes foi oferecido. Perguntei a Theresa se ela às vezes não se encaixava nessa categoria.

Theresa pensou no assunto. "Sim", respondeu. "Às vezes, as sobremesas que ela faz são realmente tentadoras."

"O que você acha, então?", perguntei. "Poderia planejar de antemão comer aquela sobremesa em vez de comer a sua própria sobremesa após o jantar. Assim, você continuará comendo somente o que deve comer."

ARMADILHAS INTERPESSOAIS: COMO AS OUTRAS PESSOAS ME CAPTURAM

Theresa pensou nessa opção. "Não sei, não. Gosto de deixar a sobremesa para depois do jantar. Quando deixo para comer uma coisa gostosa no fim do dia, isso me ajuda ao longo do dia. E volta e meia eu como as sobremesas dela. Frequentemente vamos jantar com ela em vez de almoçar, e também nesses casos ela faz sobremesas."

Theresa precisava fortalecer sua resolução a fim de preparar-se para a insistência de Suzanne, especialmente quando ela lhe oferecia sobremesas que Theresa realmente queria comer. Precisava praticar uma reação convincente contra seus pensamentos de sabotagem. Ser firme com quem nos oferece comida é muito, muito mais difícil se antes não somos firmes conosco mesmos.

Sugeri que, dadas todas as variáveis envolvidas, Theresa se perguntasse se *valia a pena* não comer sobremesa depois de almoçar com Suzanne. Ela decidiu que valia e escreveu um lembrete:

> *Posso assumir o controle da situação na casa de Suzanne. No passado eu cedi, não somente porque ela insistia para que eu comesse sobremesas, mas também porque eu mesma queria comer. Porém, quero mais ainda ser capaz de manter o plano alimentar e perder peso. É importante deixar o doce para depois do jantar, que é quando mais gosto. Se eu ceder uma vez, vou entrar no ciclo de desistência que sempre me dá uma sensação horrível. Vale a pena resistir!*

Para escapar à armadilha do cúmplice

Como em todas as armadilhas de insistência alheia, também nesta é você quem pode fazer bem ou mal a si mesmo. Porém, antes de tudo, deve ter clareza sobre suas intenções. Não está cedendo, em parte, porque realmente *quer* comer o que lhe está sendo oferecido? Pouco antes de ter contato com uma pessoa que certamente lhe oferecerá comida com insistência, faça o seguinte:

- Crie um plano sólido para o que você vai comer e o que não vai. Escreva-o e leve-o com você. Passe alguns minutos refletindo a sério sobre a sua lista de vantagens. É preciso estar claríssimo o *porquê* de negar a comida que alguém lhe oferece com insistência, especialmente se essa comida for tentadora para você.

- Reveja os lembretes que têm a ver com o assunto. (Se estiver se sentindo particularmente vulnerável, coloque-os no bolso ou na bolsa e dê um pulinho no banheiro para lê-los mais uma vez durante a refeição.)

- Lembre-se de que você jamais será firme com outra pessoa se primeiro não for firme consigo mesmo. Não deixe de elogiar *muito* a si mesmo quando conseguir ficar firme e registre essa experiência no seu diário.

Crie planos de fuga para as armadilhas de insistência alheia

A maioria das pessoas tem, na sua vida, pelo menos uma pessoa que lhe oferece comida com insistência, mas é você quem decide se cai ou não nessa armadilha. O plano de fuga poderá lembrá-lo de que é você – e mais ninguém – o responsável pelo que entra em seu corpo; tal plano também pode fortalecer sua convicção quando ela estiver periclitante. À medida que for afirmando mais os seus próprios desejos e necessidades, você verá que as pessoas começarão a insistir menos para que você coma. Comece por criar seus próprios planos de fuga:

❶ **Identifique uma situação futura em que você possa se deparar com alguém que lhe ofereça comida com insistência.**

❷ **Registre seus pensamentos de sabotagem.**

❸ **Escreva uma resposta convincente para cada pensamento de sabotagem.**

❹ **Desenvolva uma lista de estratégias.**

❺ **Recapitule e revise com frequência seu plano de fuga.**

Tome como exemplo o plano de fuga a seguir para criar os seus.

Plano de fuga: armadilhas de insistência alheia		
Situação nº 1: Vou sair com a Jackie. Eu a adoro, mas é difícil manter o plano quando saímos juntas.		
Pensamentos de sabotagem	**Lembretes**	**Estratégias**
Jackie será muito insistente. Se eu pedir um hambúrguer ou um bife com queijo, ela não vai tirar sarro da minha dieta. Não posso deixar que ela beba sozinha – ela vai pensar que eu me sinto superior. É absurdo sair com a melhor amiga e pedir uma salada. Nessas noites, a gente precisa se divertir! Dividir duas sobremesas é nosso costume desde sempre, e não quero ser a estraga-prazeres.	Posso ser insistente também. Não quero me arrepender depois por ter cedido. Comer para que não tirem sarro de mim é um hábito que preciso romper. Jackie é uma amiga. Posso lhe contar desde antes o que vou fazer. Não é tudo ou nada. Posso tomar um único drinque, de forma planejada. Além disso, ela me conhece e sabe que não me sinto superior às pessoas, muito menos a ela. Se quero perder peso, não posso mais comer como antes. Simplesmente sair com a melhor amiga, sem os maridos e as crianças, já é diversão suficiente! Não vou estragar nossa noite. Podemos dividir uma sobremesa em vez de duas. Se ela ficar decepcionada, vai superar. Não posso usar Jackie como desculpa para o meu desejo de comer demais.	Enfrentar a Jackie. Dizer-lhe antes de sair que só vou tomar um drinque e dividir uma sobremesa. Se ela protestar, dizer que minha diversão é conversar com ela, não comer. Pedir um drinque e, depois, água com gás, ou dois spritzers de vinho. Decidir de antemão se vou pedir uma salada e comer mais ou pedir algo mais calórico e comer menos. Tomar a decisão de mudar nossos costumes de um jeito que me deixe orgulhosa de mim mesma, e não cheia de remorso, ao sair do restaurante.

Refletir e tornar a se comprometer: por que quero escapar desta armadilha

As pessoas que oferecem comida com insistência são gente como eu e você. Não são seres superiores, de modo que você não tem o dever de deixar que elas controlem o que você come ou deixa de comer. Se continuar cedendo, você continuará sofrendo as consequências. Mas pode decidir mudar.

O que aconteceu em suas interações passadas com essas pessoas? O que tenderá a acontecer agora e no futuro se você não se tornar mais assertivo? **Se você simplesmente disser não (várias vezes, se necessário), o mundo vai acabar?**

Pense no seu próximo encontro com uma pessoa que sempre lhe oferece comida com insistência. Reserve alguns minutos para escrever um último lembrete resumindo as motivações que você tem para mudar agora e continuar mudando.

Capítulo 6
Armadilhas familiares

Comer com a família – sejam seus pais e irmãos, a família estendida, o cônjuge ou os filhos – pode ser coisa difícil. A interação com os familiares em torno da comida pode criar várias armadilhas para as pessoas que se esforçam para obedecer a seus planos de dieta.

Se na sua família todos se dão bem, as reuniões em torno da mesa podem ser agradáveis e divertidas e você talvez não tenha muita dificuldade para seguir o plano alimentar. A menos que...

A menos que a mesa esteja cheia de petiscos saborosos que você adora.

A menos que você esteja tentado a comer como os membros da família que *não* estão ativamente tentando perder peso.

A menos que você esteja tentado a beber para não estragar o clima da reunião.

Outro problema ainda pode surgir em casa, mesmo que seu(sua) parceiro(a) ou sua família lhe deem certo apoio. Você talvez tenha dificuldade para se convencer de que tem *o direito* de fazer as mudanças necessárias, quer temporárias, quer de longo prazo, especialmente quando essas mudanças afetam o resto da família. Por exemplo, muitas pessoas que fazem dieta mudam o tipo de comida, os horários de comer e os alimentos que mantêm em casa. Podem também mudar a pessoa responsável por fazer compras, preparar as refeições ou limpar a cozinha. Porém, para fazer essas mudanças, a pessoa deve sentir que tem o direito de fazê-las.

Quando os membros da família não colaboram, os problemas se tornam ainda mais difíceis. Talvez certos familiares não queiram que você mude, mesmo quando reconhecem que tais mudanças poderiam ajudá-lo. O cônjuge talvez tenha se acostumado com o "jeito como as coisas estão", ou talvez tenha medo de que você emagreça e perca o interesse por ele(a). Sabe-se que as crianças não renunciam facilmente a salgadinhos e ao acesso ilimitado a certos alimentos. Seus pais e avós talvez o façam se sentir culpado caso você tente modificar alguns rituais alimentares da família. Irmãos e primos nem sempre querem encarar a incômoda constatação de que também deveriam mudar sua própria alimentação. Você pode se ver às voltas com todo tipo de resistência e ser alvo de comentários maldosos e desmoralizantes: "Por que se preocupa? Você sabe que nunca vai conseguir perder peso. Sempre ganha de novo tudo o que perdeu!"

Para escapar das armadilhas familiares, complexas e cotidianas, você precisa de um plano que o ajude a responder aos seus pensamentos de sabotagem e, ao mesmo tempo, o torne mais firme diante dos seus entes queridos. Para detalhar as estratégias, aprenda um pouco mais sobre as armadilhas familiares mais comuns.

Nº 1: A armadilha do crítico

Você tem familiares que não o apoiam e fazem comentários negativos.

Mia cresceu numa cidade pequena de Connecticut e sempre sonhou com o dia em que seria capaz de sair da casa dos pais. Na adolescência, tinha uma relação conturbada com a mãe e com o pai e mal podia esperar para estar na faculdade. Desde que entrou, nunca mais morou com os pais, mas ainda os visitava de vez em quando – e toda visita era um novo lembrete de por que Mia tinha estado tão ansiosa para sair de lá.

Advogada em Manhattan, Mia adorava a energia e a vibração da cidade em que escolhera viver, mas tinha dificuldade para conciliar um emprego exigente com a alimentação saudável e a prática de exercícios físicos. Gostava de comer e sempre tivera problemas de peso na infância e na adolescência. Algumas de suas lembranças mais antigas eram da mãe dizendo-lhe diariamente que ela estava gorda. A mãe controlava constantemente a alimentação de Mia: quando, o que e quanto deveria comer. Dava sobremesa à irmã de Mia, que não tinha problemas de peso, mas não a Mia – o que deixava esta com raiva.

Em nossa primeira sessão, pelo Skype, Mia me disse que estava com mais de 36 kg de sobrepeso.

Quando começamos a trabalhar com pessoas que fazem dieta, ficamos chocadas com o quanto os familiares às vezes são críticos, sem consideração ou maldosos no que se refere a comentários sobre o peso e a aparência física. Poderíamos passar dias e dias falando sobre como a criação e as experiências de infância dos nossos clientes contribuíram para seus problemas atuais de peso, mas esse foco pouco os ajudaria a perder peso *agora*. Constatamos, em vez disso, que a abordagem mais eficaz consiste em enfocar o modo pelo qual os clientes devem reagir aos comentários mordazes que ainda ouvem, aprendendo a não se afetar por eles e continuando firmes no plano alimentar.

Estava claro que Mia havia sido ferida pelos comentários da mãe ao longo dos anos, mas ela já sabia que não poderia mudar o passado, e sim o presente. Concordou em trabalhar para aprender a lidar com a mãe agora.

Depois de trabalharmos juntas por quatro meses, Mia perdera quase 7 kg, mas estava preocupada com a proximidade de uma visita à casa dos pais para comemorar o aniversário de seu pai. "Tenho certeza de que a mamãe vai dizer coisas como 'Suas roupas estão apertadas demais' ou 'Você não vai repetir, vai?'. Na última vez em que estive em casa, ela desceu para a cozinha às 22h, me viu comendo um *brownie* e disse: 'Se pensa que vai conseguir perder peso comendo desse jeito, você está enganando a si mesma.'"

"Parece que as visitas à casa dos seus pais são mesmo *muito* difíceis", eu disse, com simpatia. "Podemos começar a pensar em como lidar com os comentários da sua mãe?" Quando Mia concordou, perguntei-lhe o que ela *gostaria* de dizer à mãe.

"Bem, gostaria de mandá-la cuidar da vida dela!"

Assenti. "Não me surpreende! Como você acha que ela reagiria se você dissesse isso?"

"Não reagiria bem", disse Mia, com um suspiro. "Provavelmente ficaria na defensiva e se mostraria ofendida durante todo o resto da minha estadia." Depois de pensar um pouco, Mia disse: "Acho que seria melhor dizer: 'Por favor, não faça comentários sobre o meu peso. Quando você faz isso, é contraproducente.'"

Mia decidiu que procuraria prevenir os comentários negativos da mãe dizendo-lhe essa frase pelo telefone antes de sair de Nova York. "E, se ela começar quando eu estiver lá, peço para ela parar." Sorriu. "Sou advogada, sei ser firme." A fim de preparar-se para a visita, Mia elaborou a seguinte lista:

Fim de semana na casa dos pais

1. Ligar para a mamãe antes do fim de semana. Dizer que sei que ela se preocupa com meu peso – mas que os comentários dela sobre minha alimentação são contraproducentes.

2. Se ela protestar, dizer com doçura mas com firmeza: "Por favor, pare. Não quero discutir o assunto."

3. Depois, mudar de assunto – perguntar sobre os planos para o fim de semana ou sobre o que os outros membros da família estão fazendo.

Discutimos em seguida o que Mia poderia fazer caso os comentários da mãe ainda a incomodassem mesmo depois de ela mudar de assunto. Mia percebeu que teria de parar de pensar no que a mãe havia dito. Eu lhe disse que certas pessoas gostam de imaginar que comentários desse tipo são como insignificantes gotas de chuva escorrendo por um para-brisas ou uma capa de chuva e perdendo-se no esgoto. Mia gostou da metáfora e criou uma imagem visual de gotas de chuva deslizando sobre sua capa de chuva branca e caindo no chão. Acrescentou este item à sua lista:

4. Se a mamãe fizer comentários, tomar o controle da situação. Recusar-me a falar sobre o assunto e deixar os comentários escorrerem pelas minhas costas, como gotas de chuva numa capa.

Poucos dias após a nossa sessão, Mia me disse que havia tido uma oportunidade inesperada de praticar sua nova estratégia. A mãe lhe ligara, anunciara que estava vindo a Nova York e disse que gostaria de jantar com Mia. Mia gostou do modo como se comportou no restaurante. Sendo assertiva e mudando de assunto, conseguira limitar os comentários negativos da mãe. Depois, conseguiu vestir a "capa de chuva" e deixar os comentários escorrerem pelas suas costas. Realmente tomara o controle da situação.

Para escapar à armadilha do crítico

As críticas podem ser fruto de muitos estados de espírito, desde a simples inadvertência até a mais pura crueldade, com muitas variações no meio. Comece a pôr em prática as seguintes sugestões. Quer você seja capaz de pôr fim aos comentários ofensivos, quer não, poderá pelo menos mudar o modo como reage a eles.

- Peça francamente a seus familiares que não façam comentários. Se eles duvidarem de que desta vez você vai conseguir, por exemplo, diga: "Só o tempo dirá, mas por enquanto não façam nenhum comentário sobre isto, por favor."

- Crie uma imagem visual para que você possa "vestir a capa de chuva" ou "ligar o limpador de para-brisa" de modo a fazer os comentários escorregarem para o chão sem lhe fazer mal.

- Quando os familiares disserem coisas que minem a sua confiança na sua capacidade de perder peso, lembre-se: "Desta vez, será diferente – estou aprendendo habilidades que nunca tive antes."

- Se os familiares que fazem comentários negativos não forem maldosos, lembre-se de que eles talvez pensem que *estão* ajudando. Pode ser que não estejam procurando desmoralizá-la ou deixá-la com raiva intencionalmente. Mas isso não significa que você deva aceitar os comentários deles sem dizer nada.

- Lembre-se de que é você quem controla suas reações. Pode deixar as coisas que os outros falam tirá-la do seu caminho e prejudicar seu objetivo de perder peso – ou pode decidir não deixar que os comentários interfiram e continuar seguindo seu plano.

Nº 2: A armadilha do rebelde

Você recai em antigos comportamentos quando interage com sua família.

Muitos adultos adotam naturalmente um comportamento infantil quando estão com a família. Se você passou a infância e a adolescência ouvindo que devia comer isto e aquilo e sendo criticado por sua aparência, talvez acabe se rebelando muitos anos depois, quando estiver na companhia da família. Nesta armadilha, suas escolhas rebeldes sabotam seus próprios esforços. Paradoxalmente, se você reage de modo automático às atitudes da família e começa a comer de modo pouco saudável e a afastar-se dos seus objetivos, não está fazendo escolhas livres e independentes. Continua sendo controlado.

O potencial de rebelião era outro aspecto problemático da viagem de Mia. "Ao longo do tempo, mesmo quando estou me alimentando mais ou menos bem na vida cotidiana, tendo a perder o controle quando vou para casa", disse. "Regrido para antigos hábitos." Quando era adolescente, Mia escondia comida no quarto ou descia de mansinho depois de todos irem dormir para comer lascas de chocolate e outros alimentos altamente calóricos e pouco nutritivos. Todo dia, gastava o dinheiro do almoço em batatas fritas e *milk-shake*. Mesmo agora, quinze anos depois, esses hábitos costumavam se manifestar novamente quando ela ia para casa. Já na ida, parava para comprar petiscos a fim de escondê-los no quarto e às vezes descia na ponta dos pés à noite para comer sobras da geladeira e outras comidas da despensa. Sentia o forte impulso de se rebelar sempre que a mãe vigiava o que ela comia.

Mia precisava se lembrar de que, embora não tivesse sido capaz de tomar todas as suas decisões alimentares quando era criança, agora tinha o controle absoluto sobre elas. Sua mãe já não tinha o poder de determinar o que ela devia e não devia comer. Criou o seguinte lembrete:

> *Sou adulta e tomo todas as minhas decisões referentes à alimentação. A mamãe não tem mais o poder de tomá-las por mim, de modo que não tenho contra o que me rebelar. Se reagir por impulso e acabar comendo demais, só eu serei prejudicada. O objetivo de perder peso é meu.*

Mia me disse que, embora soubesse que não devia fazer isso, ainda tinha a tentação de comprar e levar consigo alimentos pouco nutritivos. Seu pensamento de sabotagem era: "Se eu passar um fim de semana de inferno na casa de meus pais, pelo menos vou comer umas coisas gostosas à noite para me sentir melhor." Mas Mia reconhecia que só se sentia melhor durante os poucos minutos em que a comida estava dentro de sua boca. Sabia que, depois, se sentia mal e culpada. Por outro lado, se mantivesse o controle à noite, se sentiria melhor e teria mais força para lidar com os pais. Para se lembrar desse círculo de reforço positivo, Mia escreveu o seguinte lembrete:

> *Comer porcarias à noite quando estou em casa só faz com que me sinta pior. Se eu mantiver o controle sobre a minha alimentação, vou me sentir forte e terei mais facilidade para lidar com todo o resto. Ir para a casa dos meus pais já é ruim o suficiente. Não vou fazer com que seja pior ainda saindo da linha em matéria de alimentação.*

As comilanças noturnas de Mia também seguiam em parte um pensamento de sabotagem clássico pelo qual as pessoas se enganam a si mesmas: "Não tem problema comer [esta guloseima] porque ninguém está vendo." Racionalmente, Mia sabia que isso não fazia sentido, mas tinha uma especial dificuldade para se livrar desse pensamento particular. O que a ajudou foi se lembrar de que uma caloria é uma caloria. Pouco importava se sua mãe soubesse que ela comia em segredo ou não. Se comesse demais, ganharia peso e ponto final. Registrou essa importante ideia em outro lembrete:

> *Se eu comer calorias a mais, calorias não planejadas, no segredo da noite, <u>vou</u> ganhar peso quer minha mãe me veja, quer não. Meu corpo processa as calorias do mesmo jeito, esteja eu sozinha ou na frente de 100 pessoas.*

Depois de conversarmos sobre os principais obstáculos, Mia e eu discutimos algumas estratégias adicionais. Ela só conseguiria sair do trabalho às 19h na sexta-feira. Sabia que sentiria fome na estrada e ficaria tentada a parar numa lanchonete e comer qualquer coisa. Para evitar a tentação, Mia decidiu que levaria de casa um lanche saudável e nutritivo para comer antes de pegar a estrada.

Mia também vinha fazendo caminhadas todo dia antes do trabalho. Sabia que se sentiria bem caso conseguisse fazer exercícios durante o fim de semana. Decidimos que seria importante ela sair de casa e fazer pelo menos uma caminhada no sábado e outra no domingo, por três razões: para aliviar o estresse e descansar a cabeça; para manter os hábitos de exercício independentemente das circunstâncias; e para provar a si mesma que *era* capaz de mudar os velhos padrões da infância e instituir hábitos novos e saudáveis *que ela mesma escolhera*. Por fim, Mia e eu conversamos sobre o que ela faria caso sentisse o desejo forte de comer à noite. Ela acrescentou estes itens à sua lista.

Fim de semana na casa dos pais

1. Levar de casa um lanche saudável para comer antes de pegar a estrada.

2. Não parar numa lanchonete; se eu comer bobagem, só vou me sentir pior.

3. Se tiver a tentação de descer de mansinho à noite para comer, devo olhar meus velhos anuários de escola ou meus diários. Posso escolher um dos meus livros favoritos da infância para reler.

4. Fazer pelo menos uma caminhada de 30 minutos todos os dias.

5. Ler esta lista, minha lista de vantagens e meus lembretes pelo menos 3 vezes por dia a partir de sexta-feira.

6. Atribuir-me pontos extras para cada habilidade praticada e cada boa decisão alimentar tomada neste fim de semana.

Quando eu e Mia tivemos outra sessão por Skype alguns dias depois, ela me disse que estava orgulhosa de si. Sua experiência de ir para casa tinha sido melhor que de costume. Embora ainda tivesse tido algumas interações difíceis com a mãe, sem envolver comida, conseguira manter o controle sobre a alimentação.

O mais difícil, segundo me confessou, foi deitar-se sábado à noite em sua antiga cama e sentir a tentação de descer para comer o bolo triplo de chocolate que havia sobrado. "Mas li meus lembretes e me recordei de que, se o comesse, me sentiria pior e não melhor. Peguei o livro *Little Women* e fiquei tão absorta que a vontade de comer bolo desapareceu. Que bom que não comi!"

Mia disse que se sentia bem mais confortável e confiante porque tinha um plano e sabia que estaria equipada para lidar com os momentos difíceis. Em seu diário, comentou sobre o quanto ficara feliz e sobre o que havia feito para que o fim de semana fosse um sucesso. Guardou cuidadosamente a lista para usá-la outra vez em sua próxima viagem à casa dos pais.

Para escapar à armadilha do rebelde

A rebeldia pode fazer com que você mesmo seja seu maior inimigo, pois é você quem controla cada bocado de comida que põe na boca. Quando tende à autossabotagem, a melhor estratégia geral consiste em questionar seus pensamentos prejudiciais e lembrar-se: "Se eu fizer isso, quem será afetado? Não estarei apenas prejudicando a mim mesmo? O que minha mente adulta tem a dizer sobre isto?"

- Lembre-se de que você já cresceu e agora é responsável por suas próprias decisões em matéria de alimentação. É você quem decide se vai deixar, ou não, que as relações familiares difíceis afetem o modo como você come.

- Lembre-se de que pouco importa se você come em segredo ou na frente dos outros. Se ingerir calorias demais, vai ganhar peso e acabou. Seu corpo registra cada bocado.

- Leia seus lembretes toda vez que sentir a tentação da rebeldia.

- Elogie-se por lidar com sua autossabotagem rebelde.

- Anote em seu diário os seus êxitos na luta contra a autossabotagem.

Nº 3: A armadilha do "não quero prejudicar minha família"

Você mantém alimentos tentadores em casa porque
não quer que seus familiares "sofram".

Maxine trabalhava para uma ONG local e era dedicada a seus três filhos e às muitas atividades deles. Preparar refeições de que eles gostassem e encher a casa de lanches que eles pedissem eram maneiras pelas quais ela comunicava seu amor, assim como sua mãe fizera quando ela era criança. Mas também eram modos pelos quais Maxine sabotava seu próprio objetivo de comer alimentos mais saudáveis e perder peso.

O grande problema de Maxine eram as batatinhas fritas. Maxine continuava comprando um grande saco de batatinhas fritas durante sua ida semanal ao supermercado, embora ele representasse uma tentação constante na qual ela sempre caía. "É ridículo. Como o saco inteiro e depois tenho de comprar outro para que minha família não perceba o que aconteceu, depois como o segundo saco. Assim, acabo comprando um terceiro. É um problema."

Eu disse a Maxine que o ciclo de comprar, comer e tornar a comprar não é ridículo quando levamos em conta que as empresas produzem batatinhas deliberadamente temperadas para serem tão tentadoras quanto possível. Garanti-lhe que quase toda pessoa que consegue fazer dieta e manter o peso tem pelo menos uma comida extremamente tentadora que não pode de maneira alguma deixar entrar em sua casa, quer temporária, quer permanentemente. "No meu caso, era castanha de caju", contei-lhe. "Eu sabia que era capaz de comer castanhas de caju em porções razoáveis, e no fim acabei conseguindo. Porém, como houve uma época em que isso era extremamente difícil, simplesmente parei de comprá-las por certo tempo. Pensei: por que deixar as coisas mais difíceis do que já são?"

Maxine reconhecia que o hábito de deixar batatinhas guardadas em casa sabotava seus esforços para perder peso e que ela precisava parar de comprá-las, pelo menos até fortalecer um pouco sua musculatura de resistência. Mas não gostava da ideia de dizer aos filhos que pretendia fazer uma mudança. Muitos pensamentos de sabotagem entravam no caminho:

"Não quero prejudicar as crianças."

"Eles não vão gostar de não ter batatinha em casa."

"Por que eles têm de sofrer só porque não consigo me controlar?"

Conversamos e concluímos que a situação não era uma questão de tudo ou nada: ter um saco gigante de batatinhas ou não ter saco nenhum não eram as duas únicas opções possíveis. Mas Maxine achava que comprar várias porções menores não funcionaria, pois ela talvez sentisse a tentação de comer vários saquinhos de uma vez. Tivemos uma ideia nova. As crianças poderiam comprar batatinhas na escola ou um único saquinho individual na loja de conveniência para tomar um lanche durante o dia. Quando Maxine pensou no assunto, viu que eles provavelmente gostariam de escolher eles próprios qual salgadinho comeriam.

ARMADILHAS INTERPESSOAIS: COMO AS OUTRAS PESSOAS ME CAPTURAM **113**

Quanto mais conversávamos, mais Maxine reconhecia que seus filhos não sofreriam de modo algum caso ela parasse de comprar grandes embalagens de batatinhas fritas. Além disso, ela não os estava privando de um alimento saudável (aliás, muito pelo contrário). Maxine escreveu um lembrete para que não hesitasse quando fosse falar com os meninos sobre a mudança:

> *Preciso dizer à família que não vamos mais ter grandes embalagens de batatinhas em casa, pelo menos por enquanto. As crianças podem comprar elas mesmas os seus salgadinhos, e provavelmente vão preferir esse esquema. Não vão sofrer. Ninguém será privado de nutrientes importantes caso não haja em casa um saco enorme de batatinhas fritas.*

Para escapar à armadilha do "não quero prejudicar minha família"

Até pessoas altamente disciplinadas têm um fraco por certos alimentos, e não há nenhuma lei determinando que você tem a *obrigação* de oferecer determinado alimento à sua família. Seus pensamentos de sabotagem podem impedir que você faça mudanças importantes para atingir seu objetivo de emagrecer e não voltar a engordar.

- Avalie o quanto sua família realmente terá de sacrificar-se caso você não traga para casa, pelo menos temporariamente, alimentos a que tem dificuldade para resistir. Compare esse sacrifício com o potencial benefício para você.

- Se decidir ter esses alimentos em casa, considere a possibilidade de tê-los em embalagens menores – desde que você realmente seja capaz de comer o conteúdo de uma única embalagem e parar.

- Guarde esses alimentos num local em que você não possa vê-los ou de difícil acesso. As pesquisas mostram que somos muito mais capazes de alcançar nossos objetivos quando evitamos os estímulos visuais contrários. O que os olhos não veem o coração não sente, mas é melhor ainda quando você sabe que nem sequer tem aquele alimento em casa.

Nº 4: A armadilha do familiar controlador

Familiares teimosos ou controladores não querem mudar.

Em alguns casos, os entes queridos não reagem bem quando lhes pedimos que façam mudanças. Talvez seu cônjuge se sinta ameaçado pelo fato de você perder peso; se você ficar magro(a) e bonito(a), pode vir a abandoná-lo. Talvez seus esforços para ser mais saudável ponham em relevo o quanto ele(a) tem hábitos pouco saudáveis – e, em vez de mudar, prefere sabotar você. Se você reconhece essas descrições, é provável que tenha em casa uma pessoa controladora. Por isso, vai precisar de estratégias mais vigorosas.

As pessoas são controladoras em diferentes graus. As mais tranquilas são familiares que são flexíveis em outras áreas da vida, mas insistem em que as coisas sejam do seu jeito quando o assunto é comida. As mais difíceis de lidar são controladoras em muitos assuntos, entre os quais a alimentação. Tudo tem de ser do jeito delas.

Caracterizadas pela teimosia e pela inflexibilidade, as pessoas controladoras insistem em que as suas ideias sobre alimentação reinem supremas e resistem aos pedidos de mudança. Se você já está acostumado a se afirmar em outras áreas, terá de aprender essa habilidade interpessoal fundamental a fim de negociar as mudanças com o indivíduo controlador.

No fim das contas, a maior armadilha familiar de Maxine não eram seus filhos, mas seu marido, Mike. Ele tinha dois empregos e chegava em casa depois de o filho mais novo ter ido dormir. Por isso, Maxine jantava com os filhos às 17h30 e, algumas horas depois, comia de novo na companhia de Mike. Além disso, Claire, de 13 anos, estava cada vez mais exigente e manhosa em relação à alimentação, de modo que Maxine, muitas vezes, tinha de preparar duas refeições separadas – uma para Claire, outra para o resto da família.

Maxine não tinha descrito com exatidão o quanto comia à noite, de modo que lhe pedi que anotasse tudo o que comia desde que chegava em casa do trabalho até ir dormir. Quando chegou para a próxima sessão, estava pasma. "Achei que o jantar com as crianças era minha refeição principal e que, quando me sentava à mesa com Mike às 21h, estava apenas beliscando. Mas acho que eu não estava prestando atenção ao quanto estava comendo." Percebeu que, embora não comesse tanto quanto Mike, estava quase ingerindo uma segunda refeição completa.

Começamos a discutir algumas soluções. Maxine poderia comer uma refeição inteira com as crianças e simplesmente fazer um lanche junto com Mike; poderia comer um lanche com as crianças e jantar com o marido; ou poderia comer meia refeição em cada ocasião.

"Se você soubesse que ninguém iria lhe causar dificuldades, o que você escolheria?", perguntei.

Maxine pensou. "Bem, estou faminta quando chego em casa, de modo que preferiria não comer somente um lanche ou meia refeição com as crianças. Mas..." Ela hesitou. Quando lhe perguntei qual era o problema, ela expressou um pensamento de sabotagem: "Se eu não comer uma refeição inteira com Mike, ele não vai ficar contente."

Maxine tinha motivos para pensar assim – Mike havia se mostrado irritado nas poucas vezes em que ela lhe dissera que não tinha fome às 21h e não queria comer. "Ele não quer que eu fique simplesmente sentada à mesa. Quando levantei o assunto, ele disse que eu não deveria comer com as crianças, mas sim esperá-lo."

"Tem de ser mesmo tudo ou nada?", perguntei. "Que tal você comer alguma coisa, um único prato, quando se senta com ele? Uma salada ou uma fruta, por exemplo?"

"Hummm." Ela pensou nessa alternativa e soltou mais um suspiro. "Mesmo assim ele não vai ficar contente. Vive dizendo que a comida está ótima e que eu deveria experimentar isto e aquilo."

"E o quanto *você* está contente com os efeitos de comer com ele para deixá--lo feliz? Está contente de ter dificuldade para levar a cesta de roupa para a lavanderia no porão?"

Ela balançou a cabeça.

"Está contente pelo fato de o médico ter dito que sua pressão está alta? Ou por ter decidido não ir à piscina no último fim de semana porque não têm nenhum maiô que sirva?"

"Não estou contente de jeito nenhum", admitiu ela. "Na verdade, acho que estou muito *des*contente."

"E por que você pode se sentir descontente, mas ele, não?"

Ficamos alguns instantes em silêncio enquanto Maxine refletia sobre essa pergunta. "Entendi o que você quer dizer", disse por fim. "Acho que percebi. Minha saúde deve ser mais importante para mim do que tentar contentar o Mike jantando junto com ele."

Maxine criou o seguinte lembrete:

> *Se o Mike ficar decepcionado pelo fato de eu não comer mais, não tem problema. Meu objetivo de ter saúde é mais importante.*

Depois, Maxine disse: "Tudo bem. Vou falar com ele. Mas não sei direito o que dizer." Sugeri que fizéssemos um teatrinho. Eu faria o papel de Maxine e Maxine faria o papel de Mike.

Comecei. "Mike, daqui a alguns minutos, quando nos sentarmos, vou comer somente uma salada. Vou seguir esse plano porque, se comer com os meninos e depois comer de novo com você, não vou conseguir recuperar a saúde."

"Mas você sabe que eu gosto de comer junto com você", disse Maxine, cruzando os braços. "Por que não deixa de comer com as crianças para poder comer comigo?"

"Bem, até posso fazer isso de vez em quando", disse eu. "Mas o melhor para mim é comer às 17h30, quando estou faminta. Não preciso de comida extra depois disso."

Maxine fechou a cara. "Mas você sabe que é chato eu comer sozinho."

"Eu sei, e é por isso mesmo que vou guardar parte da minha refeição para comer com você. Simplesmente não vou fazer outra refeição *completa*."

Maxine apertou os lábios e fez um ar de exasperação. "Você não consegue achar outra solução?!"

"Talvez, mas esta me parece ser a melhor solução para eu perder peso."

A voz dela suavizou-se um pouco. "Vamos lá, você está bem assim. Não precisa perder peso."

"Preciso, sim. Não é saudável ser assim como sou, e ganho mais peso a cada ano. Você mesmo não gosta quando não quero ir à praia ou quando não consigo ajudá-lo a cuidar do jardim por falta de fôlego."

"Eu mesmo posso cortar a grama e rastelar. Você não precisa ajudar."

"Muito obrigada, mas não quero que minha situação fique ainda pior. *Realmente* quero melhorar."

ARMADILHAS INTERPESSOAIS: COMO AS OUTRAS PESSOAS ME CAPTURAM **117**

"Bom, não sei. Não gosto da ideia."

"Sei que você não gosta. Mas quero experimentar este esquema durante duas semanas e ver como funciona. E então, vamos jantar?"

O teatrinho deu mais confiança a Maxine para enfrentar Mike. Para selar seu compromisso com o plano, ela fez uma lista.

Jantar com Mike

1. Dizer a Mike que meu plano é comer somente uma salada com ele porque:
   - Não é saudável para mim continuar ganhando peso a cada ano.
   - Minha pressão sanguínea está alta demais e perco o fôlego com muita facilidade.
   - Está ficando difícil carregar a cesta de roupa para baixo e para cima.
2. Dizer que quero fazer essa experiência por duas semanas.
3. Depois, mudar de assunto.

Senti que Maxine precisava de um reforço. Perguntei se ela conseguia se lembrar de alguma ocasião em que havia enfrentado Mike em algum assunto que não fosse comida. Ela pensou. "Sim, há algumas semanas. Mike queria levar nosso filho Tim para ver um filme que eu achei que era muito assustador. Mike insistiu bastante, mas acabou ouvindo a voz da razão."

"Um ótimo exemplo", falei. "Então, se você sentir vontade de voltar atrás na questão do jantar, será que vai conseguir se lembrar de como deu conta de enfrentar Mike para proteger Tim?" Maxine resumiu nossa discussão num lembrete:

Enfrentei Mike pelo bem de Tim, e posso enfrentá-lo para o meu próprio bem. Isso me mostra que, quando vejo que uma coisa é importante, consigo afirmar minha opinião!

Quando Maxine voltou na semana seguinte, perguntei como tinham ido as coisas. "Na verdade, ele se surpreendeu um pouco quando o enfrentei. Tentou dificultar as coisas para mim a princípio, mas eu insisti e continuei comendo somente uma salada todas as noites. Acho que ele aceitou."

"Maravilha!", respondi. Foi um verdadeiro triunfo para Maxine, o primeiro de vários. Mike lhe dava inúmeras oportunidades para praticar a assertividade. Era o caso clássico de uma pessoa controladora.

Para escapar à armadilha do familiar controlador

Se você nunca viveu com alguém como Mike, talvez ache que Maxine se entrega fácil demais. Mas olhe bem para suas interações com os familiares; talvez encontre algumas semelhanças. Quem tem uma pessoa controladora em sua vida precisa aprender a ser assertivo. Talvez você nunca consiga convencer essa pessoa a levar em conta as necessidades dos outros; porém, se for firme e persistente, poderá insistir de modo delicado e perseverante em fazer aquelas mudanças que são importantes para o seu bem-estar. Algumas das seguintes dicas talvez se apliquem à sua situação:

- Se você achar que vai ajudar, converse sobre a importância da sua saúde e de como o excesso de peso está afetando negativamente a sua vida, mencionando detalhes específicos (e, se for o caso, como está afetando negativamente os outros, especialmente o indivíduo controlador).

- Se for preciso, comece procurando uma solução de meio-termo (promovendo parte da mudança de que você precisa) e depois introduza mudanças adicionais com o tempo. Comece, por exemplo, dizendo a seu cônjuge – que só come carne com batatas – que você quer comer algo mais leve uma vez por semana. Depois, aumente para duas ou três vezes por semana. Esses pequenos passos podem ser a melhor estratégia para vencer as pessoas controladoras que sempre são contra quaisquer mudanças que não sejam impostas por elas mesmas, especialmente grandes mudanças.

- Pratique suas habilidades com um amigo ou amiga, reproduzindo num teatrinho um possível confronto entre você e o familiar controlador. Peça à sua amiga que faça papel de teimosa para que você possa ser persistente. (Se você empacar, troquem de papéis e veja o que ela diria.) Anote os pontos importantes.

- Faça um exercício de imaginação. Visualize-se sendo assertiva e ensaie afirmações positivas para ganhar força e não voltar atrás na hora H. A assertividade não é um traço natural de caráter, mas algo que se aprende.

- Pense na possibilidade de dizer ao familiar controlador que você vai fazer a mudança por um período curto (talvez duas semanas ou um mês) para depois reavaliar a situação.

Nº 5: A armadilha do mártir

Você sente que não tem o direito de pedir
aos familiares que façam mudanças.

Certas pessoas ficam presas num padrão de martírio constante, colocando-se sempre em último lugar. O hábito de dar prioridade aos outros pode se tornar tão entranhado que você mal percebe que está relegando suas próprias necessidades para o último lugar da lista.

Quando Maxine e eu começamos a falar sobre suas dificuldades, ficou patente que ela era uma mártir. Sabia racionalmente que era um problema, por exemplo, ter de cozinhar uma refeição diferente para a filha ou sair para tomar sorvete com Mike e as crianças no sábado à tarde. Mas ainda acreditava que seu dever era deixar todos felizes o tempo todo.

"Será que esses problemas não são apenas novos exemplos de como você põe os *desejos* de todas as pessoas acima das suas *necessidades*?", perguntei. "Claire não *precisa* que você cozinhe outra refeição só para ela. Mike não *precisa* que você vá tomar sorvete com ele e as crianças. Mas *você precisa* mudar seus hábitos alimentares para recuperar a saúde." Deixei que ela pensasse sobre o assunto por um instante. "Proteger sua saúde não é um simples desejo de comer de forma diferente", continuei. "É uma necessidade. O que acha que acontecerá se você não começar a pôr suas necessidades acima de alguns desejos dos seus familiares? Não tem o direito de pedir à sua família que faça mudanças?"

Maxine suspirou. Ela tinha muita dificuldade para defender seus próprios interesses. Mas percebia que isso seria necessário para que perdesse peso. "Acho que não tem problema eu fazer o que preciso fazer – mesmo que eles não gostem. As crianças se acostumaram com a regra das batatinhas. Mike já não reclama tanto de eu comer somente uma salada com ele."

"Exatamente!", exclamei. "E não é só que 'não tem problema'. É importante!" Lembrei Maxine de que ela não estava pedindo que os familiares mudassem porque queria deixá-los infelizes, mas sim para que ela própria pudesse alcançar um objetivo extraordinariamente importante: o de salvaguardar sua saúde.

> *Minhas necessidades são mais importantes que as vontades da minha família. Tenho o direito de instituir mudanças para alcançar metas importantes. Tentei não mudar nada, e não deu certo. Mesmo que não gostem das mudanças, eles acabarão se acostumando.*

No decorrer das semanas seguintes, Maxine foi aos poucos introduzindo novas mudanças – algumas temporárias e outras, permanentes. Por exemplo, decidiu cozinhar uma única refeição para todos. Mandou Claire ajudá-la a preparar pratos que pudessem ser congelados em porções individuais (lasanha, por exemplo) para que a própria Claire pudesse aquecê-los no micro-ondas. E Claire também tinha a opção de preparar um sanduíche.

Com o tempo, Maxine foi identificando suas necessidades e implementando as mudanças necessárias. Ficou mais fácil colocar-se em primeiro lugar, especialmente quando ela percebeu que a família se adaptava rapidamente ao novo estado de coisas.

Para escapar à armadilha do mártir

Você cai nesta armadilha? Às vezes, colocar-se em último lugar é algo tão habitual que você nem repara. Para identificar as mudanças que precisa fazer, imagine uma realidade alternativa. Se soubesse com certeza que sua família aceitaria qualquer vontade sua, o que você faria de diferente?

- Pense em como o atual estado de coisas vem prejudicando sua capacidade de perder peso.

- Identifique os pensamentos de sabotagem. Você acredita, por exemplo, que precisa agradar sua família a todo custo? Caso hesite em atribuir prioridade às suas próprias necessidades, pergunte-se: "Meus familiares não podem sofrer pequenas inconveniências ou incômodos em prol de uma causa importante?"

- Veja se você não está encarando as mudanças como uma questão de tudo ou nada. Está pressupondo que, se as mudanças não forem permanentes e totais, não haverá mudança alguma? Ou que, se a família não ficar contente com uma mudança neste exato momento, não conseguirá aceitá-la nunca?

Crie planos de fuga para as armadilhas familiares

As histórias de Mia e de Maxine são dilemas familiares clássicos que vemos com frequência em nossa prática clínica. A história, as personalidades e as dinâmicas familiares podem transformar as interações e reuniões de família num campo minado para quem está tentando perder peso. Mesmo assim, as estratégias fundamentais e as estratégias específicas deste capítulo podem ajudar você a resolver os problemas familiares, quer tenham relação com os comentários e ações de outras pessoas, quer com o seu próprio comportamento e seus pensamentos de sabotagem.

Crie seus próprios planos de fuga:

❶ Identifique uma situação futura em que possa surgir uma armadilha familiar.

❷ Registre seus pensamentos de sabotagem.

❸ Escreva uma resposta convincente para cada pensamento de sabotagem.

❹ Desenvolva uma lista de estratégias.

❺ Recapitule e revise com frequência seu plano de fuga.

Tome como exemplo o plano de fuga a seguir para criar os seus.

Plano de fuga: armadilhas familiares

Situação nº 1: Vou fazer biscoitos com a mamãe. Sentirei a tentação de comer demais. Ela vai insistir para que eu leve um monte de biscoitos para casa e talvez me critique se eu não fizer isso.

Pensamentos de sabotagem	Lembretes	Estratégias
Adoro massa de biscoito e quase nunca tenho a oportunidade de comer. Se eu comer um pouquinho, não vai fazer mal. E a mamãe vai comer também.	Uma vez que meu objetivo é perder peso, comer massa de biscoito em demasia FAZ MAL SIM.	Comer um belo almoço antes de ir e ler minha lista de vantagens e meus lembretes.
Se eu disser à mamãe que não vou levar biscoitos para casa, ela ficará magoada.	Toda vez que saio da linha na alimentação, aumenta a probabilidade de que na próxima ocasião eu saia da linha de novo.	Planejar comer 1 colher de sopa de massa e 3 biscoitos, mas comê-los sentada.
Mamãe vai ficar decepcionada se eu não levar biscoitos para casa. Não posso decepcioná-la.	O quanto de massa a mamãe come não tem efeito nenhum sobre o peso que vou ganhar caso EU coma mais que o planejado.	Ligar para a mamãe agora e dizer que vai ser ótimo fazer biscoitos com ela, mas que não vou levar nada para casa.
Mamãe vai me criticar se eu lhe disser que não vou levar biscoitos para casa ou se disser que estou tentando perder peso.	Sou adulta. Preciso tomar decisões que respeitem os objetivos que considero importantes.	Tomar Roy como exemplo. Se ela me criticar, responder de modo delicado mas com firmeza, pedindo que ela pare; e, depois, mudar rapidamente de assunto.
	Se mamãe ficar decepcionada, não tem problema. A decepção dela será pequena e breve. Se eu comer demais, minha decepção será enorme.	Estabelecer um novo padrão de não deixar mais que a mamãe me obrigue a comer. Se não quero levar biscoitos para casa, isso significa que não vou levá-los e ponto final.
	É possível que a mamãe me critique, mas e daí? Posso pedir que ela pare. Roy não teria problema algum em dizer isso para ela.	Elogiar a mim mesma por defender meus interesses.

Refletir e tornar a se comprometer: por que quero escapar desta armadilha

Você pode continuar negando suas próprias necessidades para agradar sua família – mas saiba que, com isso, vai desagradar a si mesma. Você merece poder fazer o que tem de fazer para perder peso e ser mais saudável. Pode aprender a fazer mudanças que contemplem suas necessidades, mesmo em momentos de conflito ou testes de força.

O que aconteceu em suas interações passadas com familiares problemáticos? O que tenderá a acontecer agora e no futuro se você não mudar? Por que você tem de agir como se fosse mais importante atender aos desejos das outras pessoas que proteger sua própria saúde? **Por que as outras pessoas merecem ser cuidadas, mas você, não?**

Faça um exame impiedoso das armadilhas familiares com que você tem se deparado para poder estar preparado quando o próximo conflito acontecer. Reserve alguns minutos para escrever um último lembrete resumindo as motivações que você tem para mudar agora e continuar mudando.

PARTE QUATRO

Armadilhas externas: como circunstâncias especiais me capturam

Capítulo 7

Armadilhas de viagens e de comer fora

Comer fora é um dos prazeres da vida, mas é uma situação cheia de armadilhas para quem está tentando perder peso, especialmente quando você diz
a si mesmo:

"Esta refeição é especial. Posso relaxar."

"Mereço poder comer o que quero."

"Comer fora de casa não é a mesma coisa que comer em casa."

"Estou de férias! Não tenho de ficar tentando me controlar!"

Comer fora é difícil por diversas razões, quer você esteja perto de casa –
comendo em restaurantes ou nas casas de familiares e amigos –, quer esteja
viajando de férias ou a trabalho. Você talvez tenha mais opções de comida e
bebida e seja tentado pela simples variedade. Talvez tenha de comer em horários diferentes, com pessoas diferentes e em ambientes e restaurantes diferentes, e tudo isso poderá estimulá-lo a abrir exceções de que, mais tarde, vai se
arrepender. Ao mesmo tempo, geralmente você não tem controle sobre o modo
de preparação do alimento e o tamanho das porções servidas.

Comer em restaurantes, com tantas opções maravilhosas, pode ser uma
experiência incrível, mas também pode dar margem para que você saia da linha. Talvez você sinta que não aproveitou plenamente a experiência caso não
faça uma refeição "completa", com vinho, tira-gosto, pão, salada, entrada *e* sobremesa. Talvez pense "Tenho de aproveitar o quanto estou pagando" ou "Não

posso deixar comida no prato". Ou talvez diga: "Se eu comer isso hoje, não tem problema – amanhã eu compenso."

Para escapar dessas armadilhas, você precisa aprender a mudar de mentalidade e planejar com antecedência. Caso contrário, correrá o risco de sair da linha. Acabará comendo por impulso, levado pelo aspecto, pelo cheiro ou pela incrível descrição da comida no menu. Engolirá cestas cheias de pão e tentadoras porções tamanho família. Mas vamos examinar mais de perto algumas dessas armadilhas tão difíceis de evitar.

Nº 1: A armadilha da exceção permanente

Você acredita que todas as refeições que come fora de casa devem ser "especiais" – mesmo quando come fora de casa todo dia.

Kate, mãe de dois meninos, trabalhava meio período em casa como escritora *freelancer*. Quando veio me consultar, estava chateada por ter acrescentado mais alguns quilos, nos últimos meses, a seu corpo já cheinho.

"Nossa casa está em reforma e o pedreiro disse que demoraria três semanas para ficar pronta", ela disse. "Mas já faz um mês e ainda não acabou. A cozinha está fora de uso." Por isso, eles vinham comendo fora com frequência.

Ela e o marido adoravam experimentar restaurantes novos, tanto a sós quanto com os meninos. "Mas isso já virou piada", ela disse. "Estamos comendo fora quase toda noite e eu sempre exagero. Tomo a decisão de pedir comida mais saudável e com menos calorias – mas não cumpro. Ou, se cumpro, acabo comendo tudo o que tenho no prato e mais pão e sobremesa. É demais."

Perguntei que pensamentos lhe passaram pela cabeça na última vez em que ela fora a um restaurante e pedira algo de que depois se arrependera. Ela respondeu: "Bem, algo como 'Eu sei que deveria comer só uma salada, mas estou morrendo de fome'."

"E quando foi a última vez em que você saiu de um restaurante com fome?"

Ela parou para pensar. "Boa pergunta. Nunca saio com fome – nem mesmo quando peço salada, porque geralmente peço alguma que contenha proteína. Além disso, sempre como um pedaço de pão ou *croissant* com manteiga." Ela refletiu. "Sabe, eu gosto de salada e acho que as saladas me satisfazem. O problema é que, quando vejo todas as outras opções, elas não parecem tão atraentes."

Fiz-lhe outra pergunta. "Já aconteceu de alguma vez você pedir uma salada e, ao terminar a refeição, pensar: 'Eu me arrependi de ter comido isso. Deveria ter pedido algo que engorda mais'?"

"Nunca, de jeito nenhum", disse Kate. "Sempre me sinto bem depois de comer algo saudável."

Kate decidiu que adotaria o método de sempre consultar o menu *online* e decidir *com antecedência* o que pedir. Poderia pedir o que quisesse, desde que restringisse o tamanho das porções para pratos mais calóricos.

Reparei que ela estava pensando bastante. "Sinto que ainda vou ter dificuldade quando ouvir falar dos pratos especiais do dia", disse, franzindo a testa. "Geralmente é nessa hora que digo a mim mesma: 'Hummm, isto parece bem melhor!' O que eu havia planejado comer não parece tão especial."

Eu via claramente que esse tipo de pensamento poderia minar a resolução dela. Mas sabia também que, comendo fora praticamente todo dia, ela não poderia se dar ao luxo de pedir toda vez um prato "especial", comê-lo inteiro e ainda assim perder peso – ou mesmo manter o peso. "Você pode se permitir uma escolha", eu disse. "Pode decidir de última hora comer o especial do dia ou seguir sua escolha original. Porém, se pedir um especial de alta caloria, não vai poder comer tanto quanto gostaria. Não sei se não seria melhor, pelo menos por enquanto, evitar os especiais. Depois de você dominar as outras habilidades necessárias para comer em restaurantes, poderemos trabalhar os pedidos espontâneos." Kate concordou.

Para ajudá-la a perceber que comer fora ainda poderia ser um momento especial, identificamos outros aspectos da experiência extra-alimentar que seriam diferentes e gostosos:

- Divertir-se com a família

- Não ter de cozinhar e servir

- Não ter de lavar a louça

- Comer num lugar novo

- Admirar a decoração

- Ver as pessoas

"Você tem razão!", disse Kate. "A comida não é a única coisa especial." Ela escreveu os seguintes lembretes:

> *Quando vou comer fora, decido de antemão o que pedir — e como o que decidi. Mesmo que eu imagine que estou morrendo de fome e não vou ficar satisfeita, isso não é verdade. Sempre saio satisfeita!*

> *A comida é só um dos aspectos de comer fora. Mesmo que meu pedido não pareça tão atraente quanto os especiais, ainda é uma comida boa, que me agrada. E todos os outros aspectos de ir a um restaurante são igualmente especiais (me divertir junto com Matthew e as crianças, não ter de cozinhar, servir nem lavar a louça, ver a decoração, ver as pessoas).*

Para escapar à armadilha da exceção permanente

Ao comer fora, lembre-se de que, se o seu objetivo é perder peso, você só vai poder comer um pouquinho mais do que o normal. A maioria dos alimentos que se servem em restaurantes têm calorias escondidas. Uma pessoa que fazia dieta e era dona de um restaurante certa vez nos contou alguns dos truques usados. Você nem imagina o quanto de azeite ou manteiga são acrescentados aos pratos para deixá-los mais gostosos!

- Se você puder, dê uma olhada no menu antes de sair e já decida o que pedir. Faça seu plano por escrito. Tomar uma decisão saudável sentado ao computador é muito mais fácil que no restaurante, sob a influência daquilo que você vê e cheira. Quando chegar ao restaurante, você nem terá de olhar o menu (e sofrer a tentação das outras opções).

ARMADILHAS EXTERNAS: COMO CIRCUNSTÂNCIAS ESPECIAIS ME CAPTURAM **131**

- Se não tiver acesso ao menu, desenvolva um plano geral que seja balanceado e não seja muito calórico.

- Seja o primeiro a fazer o pedido para não ser influenciado quando souber o que os outros vão pedir. Se estiver tentado a abandonar sua decisão, pergunte-se: "Quando a refeição terminar, quero me sentir satisfeito e bem ou quero me sentir satisfeito (talvez empanturrado) e culpado?"

- Crie lembretes para combater quaisquer pensamentos que possam impedi-lo de seguir o plano. Leia os lembretes e a sua lista de vantagens antes de ir ao restaurante. Se estiver tentado a comer alimentos extras, não planejados, peça licença e encontre um lugar reservado onde possa lê-los de novo.

- Se ficar tentado a comer porções maiores que as planejadas, pergunte se o restaurante serve meias porções. Se não servirem, peça ao garçom que embrulhe metade da porção comum para viagem e lhe sirva a outra metade. Ou senão, assim que o alimento chegar à mesa, passe a porção extra que você não planejou comer para o prato de pão ou para um canto do prato de jantar.

- Pense na possibilidade de pedir duas entradas saudáveis e uma salada em vez de um prato principal. Assim você não será tentado por porções imensas.

- Lembre-se de que, mesmo que a comida não pareça muito especial, há outros aspectos especiais na experiência de comer fora. Não é gostoso não ter de cozinhar, servir e lavar louça? Que tal o ambiente, a música e as pessoas que você tem a oportunidade de ver?

Nº 2: A armadilha da equipe de limpeza

Você come dos pratos de outras pessoas.

Quando Kate voltou, duas semanas depois, disse que estava conseguindo comer muito melhor nos restaurantes, mas havia um alimento que a estava fazendo tropeçar. "Parece que todos os pratos que as crianças pedem vêm com batatas fritas. Adoro fritas. Toda vez que as vejo, quero comê-las. É difícil resistir." Kate precisava de um plano específico para as batatas fritas.

Discutimos extensamente a situação e percebemos que decidir de antemão pegar um pouquinho de fritas do prato das crianças não iria funcionar, pois ela sempre acabava pegando mais (e comendo todo o resto que havia planejado). Kate formulou a primeira parte do seu plano: "Nada de pegar batatas fritas do prato das crianças." Ponto final. Muito simples.

Kate e eu concordamos que não haveria problema se ela comesse batatas fritas de vez em quando – só não poderia comer *sempre*. Ela decidiu planejar *de antemão* se ia ou não comer batatas fritas em determinada refeição. Se o prato viesse sem fritas, ela poderia pedir sua *própria* porção, embora os meninos provavelmente não fossem comer todas as batatas dos pratos deles.

O fato de pedir sua própria porção reforçaria para Kate que ela não deveria jamais comer as batatinhas dos pratos dos meninos. Kate só comeria batatas fritas se tivesse decidido comê-las de antemão. Teria também de calcular que tamanho de porção comer e reajustar o restante da refeição de acordo com isso. Assim, não teria de passar a refeição inteira pensando se ia comer ou não as batatinhas das crianças – já saberia que não comeria e pronto. Nada de ficar se torturando.

Depois, Kate e eu discutimos o que ela poderia dizer a si mesma caso tivesse decidido não comer fritas, mas ficasse com vontade de pedi-las. "Vou me lembrar de que sempre haverá batatas fritas para comer! Não preciso comê-las toda vez. Conheço o gosto delas e sei que voltarei a comê-las."

Kate escreveu, então, o seguinte lembrete:

Independentemente de qualquer coisa, não comerei fritas dos pratos dos meninos. Se eu ceder, será mais difícil resistir na próxima vez. Estou cansada de lutar. Na próxima vez posso planejar pedir minhas próprias batatas, mas <u>não</u> comerei as deles.

Depois, fez uma lista:

> ## Plano para as batatinhas fritas
>
> 1. Nada de fritas dos pratos dos meninos.
> 2. Decidir de antemão se vou comer batatas fritas naquela refeição ou não.
> 3. Se for, não comerei outros carboidratos.
> 4. Se a porção de fritas for muito grande, porei o excesso num prato diferente e o colocarei bem longe de mim. Caso ainda sinta a tentação, salpicarei uma grande quantidade de pimenta-do-reino sobre elas.
> 5. Ler o lembrete sobre batatas fritas antes de sair para comer.

Com essas estratégias montadas, Kate finalmente foi capaz de seguir seu plano, o que fez grande diferença tanto em seu peso quanto em sua autoconfiança. Já não vivia estressada ou preocupada com as refeições feitas nos restaurantes; ficou satisfeita de saber que poderia comer fora e mesmo assim manter o controle. "Ainda olho para as fritas dos meninos e penso que estão bonitas, mas simplesmente sei que não vou comê-las. Parei de lutar. É um alívio tremendo!"

Para escapar à armadilha da equipe de limpeza

Quando se come fora, é fácil descumprir o plano alimentar. Somos tentados pelo menu, pelo aspecto e pelo cheiro dos alimentos, pelas porções grandes, pela comida que está no prato das outras pessoas. Se você não estiver 100 por cento comprometido com seu plano, poderá desistir de segui-lo ou viver numa tensão constante. Estará sempre às voltas com o incômodo "Será que devo? Não, não devo. Mas eu quero!". E correrá o risco de ceder.

Essa desistência tem consequências negativas nas quais, na hora da tentação, você provavelmente não pensa. Mas essas consequências são reais. Você terá mais dificuldade para manter o controle na próxima vez, consumirá mais calorias do que devia (o que vai tornar mais lenta a perda de peso ou mesmo provocar ganho de peso) e se sentirá mal depois de sair do restaurante. *Como* você quer se sentir quando sair?

- Estabeleça a diretriz firme de não comer o que está no prato dos outros a menos que de antemão você tenha planejado fazer isso.

- Institua o hábito de pedir suas próprias porções, para substituir a tortura do pensamento "Isso parece tão bom! Eu quero!" pelo pensamento "Só vou comer o que eu mesmo pedir".

- Se a comida que você pediu for calórica demais ou a porção for muito grande, coma apenas uma parte do que lhe for servido.

- Se for tentado pela comida das pessoas que estiverem acompanhando você, lembre-se de que esta não será a sua única oportunidade de comer esses alimentos. Você certamente irá comê-los em outra ocasião.

Nº 3: A armadilha das opções limitadas

Você não tem controle sobre sua alimentação quando está em viagem.

Joe, executivo de marketing, viaja frequentemente a trabalho e voa por todo o país. Em consequência de frequentes jantares de negócios, da alimentação pobre dos hotéis e das péssimas opções de alimentação nos aeroportos, ele ganhou mais de 18 kg nos últimos dez anos. Quando me consultou pela primeira vez, disse que estava cansado de ser gordo, mas se sentia impotente para mudar a situação. Sua esposa comia e cozinhava de forma saudável, de modo que comer em casa não era problema para ele. Era quando viajava que ele perdia o controle.

"O problema já começa no aeroporto", disse Joe. "Estou sempre correndo e não tenho tempo para procurar comida saudável, de modo que acabo comendo nas lanchonetes de *fast-food*. Dali em diante a coisa só piora."

Eu disse a Joe que havia notado uma mudança substancial na comida dos aeroportos nos últimos anos. Agora há várias opções saudáveis. Sugeri que, se ele não chegasse ao aeroporto com antecedência, poderia comprar um sanduíche natural e uma fruta. Quando ele concordou, pedi que escrevesse um lembrete para sua próxima viagem:

ARMADILHAS EXTERNAS: COMO CIRCUNSTÂNCIAS ESPECIAIS ME CAPTURAM **135**

> *Já que quero perder peso, preciso comprar um sanduíche saudável no aeroporto. Demora o mesmo tempo. A comida de lanchonete sempre faz com que eu me sinta culpado e gordo, e acaba tornando ainda mais desagradável a viagem de avião.*

Joe me contou de uma viagem de negócios que faria dentro de pouco tempo. "Será uma grande conferência de marketing", disse. "Vamos nos reunir com um monte de gente do ramo e clientes em potencial. Terei de ir a jantares de negócios nas quatro noites. E eles servem doces como lanche – rosquinhas, tortas, bolinhos. Geralmente acabo comendo-os, mesmo sabendo que não devia. Mas é difícil encontrar lanches saudáveis nessas conferências."

Montamos um plano. Se Joe ficasse num hotel com loja de conveniência, ele poderia comprar frutas secas, sementes oleaginosas ou barras de proteína – ou poderia simplesmente levar tudo isso de casa. Ele sacou o *smartphone* do bolso e acrescentou esses itens à lista de coisas para pôr na mala. E, observando que estava sempre muito ocupado, próximo de viajar, pôs na agenda para um dia antes o item "Comprar castanhas/barras de proteína".

Agora tínhamos de preparar Joe para os pensamentos de sabotagem que ele poderia ter quando visse os participantes da conferência comendo os lanches servidos ali. "Do que você gostaria de se lembrar caso tenha seus lanches saudáveis com você, mas mesmo assim sinta a tentação de comer rosquinhas?", perguntei.

Joe parou e pensou. "Já comi esses lanches em inúmeras viagens. O gosto era bom, mas sempre me senti mal depois. E ganhei peso. Não valeu a pena." Escreveu então um lembrete:

> *Nada de comer os lanches da conferência! Não quero me sentir mal nem ganhar peso. Se eu comer os lanches saudáveis que levar comigo, vou me sentir bem e não vou ganhar peso. Duas vitórias.*

O próximo problema de Joe seriam os jantares. "O menu é fixo", ele me contou. "Não temos muita escolha quanto ao que comer."

Chamei a atenção de Joe para uma distinção muito importante: ele nem sempre tem controle sobre o alimento que lhe é servido, mas *sempre* pode controlar o alimento que põe na boca. Joe e eu decidimos que, nos jantares da conferência, ele escolheria as melhores opções e controlaria as porções. Joe fez uma lista.

Plano para os jantares da conferência

1) Água com gás na hora do coquetel.

2) Até 2 salgadinhos servidos pelo garçom. Legumes crus, se houver.

3) Nada de pão (tenho oportunidade de sobra de comer um pão excelente quando estou em casa).

4) Uma taça de vinho ou um copo de cerveja durante o jantar.

5) Pedir para servirem a salada separada do molho.

6) Sopa (mas só algumas colheradas caso seja à base de creme de leite).

ARMADILHAS EXTERNAS: COMO CIRCUNSTÂNCIAS ESPECIAIS ME CAPTURAM **137**

> 7) Entrada (parte de uma porção se for grande) mais a maior parte de dois acompanhamentos.
>
> 8) Porção razoável de sobremesa, se parecer boa.

Para conseguir seguir o plano, Joe criou este lembrete:

> *Não devo esquecer: mesmo que eu nem sempre tenha controle sobre a comida que me é servida, sempre tenho o controle sobre o que ponho na boca. Se eu seguir o plano, vou me sentir bem.*

O último aspecto das viagens de negócios que tínhamos de discutir eram os lanches que o hotel oferecia aos hóspedes. "Costumo comê-los à noite, mesmo que não esteja com fome, especialmente quando estou agitado ou entediado. Sabe como é: eles ficam ali no frigobar ou no balcão, olhando para mim", disse ele.

Joe e eu conversamos sobre possíveis soluções. Ele poderia pedir ao hotel que os tirasse de lá; poderia também cobri-los com uma toalha ou, se estivessem numa bandeja, guardá-los num armário.

"Gostei da ideia de cobri-los com uma toalha", disse Joe. "Além disso, se vou levar lanches saudáveis, vou poder comê-los se quiser. E, além de tudo, os lanches do frigobar são caríssimos. Embora a empresa cubra meus gastos, sinto que estou sendo roubado."

Para não se desviar do plano, Joe também criou o seguinte lembrete:

Se eu comer os lanches que estão no frigobar, vou me arrepender. Se não estivessem no quarto, eu não sentiria falta deles.

Para se lembrar de todas essas estratégias, Joe elaborou a seguinte lista:

Planos gerais de viagem

1. Levar lanches saudáveis.

2. Se eu tiver tempo de procurar comida saudável no aeroporto, ótimo. Se não, comprar um sanduíche natural ou salada e uma fruta. Vou me sentir melhor se fizer isso.

3. Limitar a ingestão de comida e bebida nas recepções e jantares. (Ver o plano para os jantares da conferência.)

4. Cobrir a comida no frigobar do hotel. O que os olhos não veem o coração não sente.

5. Ler a lista de vantagens e os lembretes como de hábito, todos os dias.

6. Acordar cedo, se for preciso, para fazer exercícios.

7. Caminhar sempre que possível.

Para escapar à armadilha das opções limitadas

Assumir o controle sobre o que você come em viagens é uma questão de preparação e prática. Pense em todas as suas refeições e lanches. Onde você poderá encontrar comida saudável? Como poderá lidar com as tentações? Além disso, dê uma olhada na sua agenda. Quando poderá se exercitar?

- Saia cedo para poder comer algo saudável a caminho do seu destino. Lembre-se de que comer uma porcaria qualquer vai demorar tanto quanto comer alguma coisa boa. Qual das duas opções o fará sentir-se melhor depois de ter comido?

- Leve lanches saudáveis na mala ou compre-os na loja de conveniências do hotel. Senão, ao chegar ao hotel, pergunte onde fica o mercado mais próximo e peça um quarto com refrigerador. Peça ao hotel que remova os doces e lanches do frigobar.

- Antes de cada refeição, lembre-se de que você nem sempre tem controle sobre o alimento que lhe é servido, mas sempre tem controle sobre o que põe na boca.

- Se tiver ideia sobre o que será servido, planeje especificamente o que comer. Se não tiver, faça pelo menos um plano geral. Quantos pratos você vai comer? Porções de que tamanho?

- Agende momentos de exercícios. Use aplicativos ou vídeos de exercícios físicos ou explore as vizinhanças – com o benefício extra de tomar um pouco de ar fresco.

Nº 4: A armadilha da mentalidade "Las Vegas"

"O que como na balada fica na balada."

Karen estava animada, de saída para passar uma semana na praia com seu marido e suas três netas. Havia muitos anos que eles sempre alugavam a mesma casa numa praia de Nova Jérsei. Karen adorava entrar no mar com as crianças, construir castelos de areia, comprar petiscos na padaria e na loja de conveniências, comer fora com toda a família e visitar as vizinhas e amigas que eles haviam conhecido ao longo dos anos.

Mas ela também estava preocupada. Já havia perdido 15 kg e não sabia o que poderia acontecer na viagem. Nas férias anteriores, ela sempre ganhara 2,5 kg em duas semanas. E depois, chegando em casa, tinha uma dificuldade tremenda para voltar à linha.

A mentalidade que ela sempre tivera fora a seguinte: "Estou saindo de férias. Tenho o direito de poder relaxar. Não quero estragar minha viagem prestando atenção em tudo o que como." Ela me disse que se sentia bem comendo tudo o que queria. Quando fiz mais algumas perguntas, porém, ela percebeu que comer sem controle não era aquela maravilha toda. Na verdade, ela se sentia bastante culpada. "Além disso", refletiu, "depois de um almoço grande, sinto o corpo pesado. E tenho vergonha quando ponho um maiô e vou à praia."

Sugeri que Karen escrevesse as vantagens e desvantagens de controlar a alimentação ou de seguir seu hábito de comer o que queria. As listas que ela fez foram as seguintes:

Vantagens de comer o que eu quiser	Desvantagens de comer o que eu quiser
Sentir-me mais livre.	Sentir-me um pouco culpada.
Não ter de pensar com antecedência e fazer planos.	Sentir que perdi o controle.
Poder comer o que todos estão comendo.	Sentir o corpo pesado.
Poder comer mais, especialmente alimentos favoritos que quase nunca me permito comer.	Ter dificuldade para decidir o que comer.
	Sentir vergonha quando estiver de maiô.
	Preocupar-me com a possibilidade de não conseguir recuperar o controle quando voltar para casa.
	Ganhar peso.
	Regredir no emagrecimento.
	Reforçar hábitos alimentares ruins.
	Dar mau exemplo às crianças.
	Não querer que a família saiba o quanto estou comendo, então comer escondida e me sentir mal.
	Sentir-me estufada, especialmente depois de comer um grande jantar com sobremesa.

ARMADILHAS EXTERNAS: COMO CIRCUNSTÂNCIAS ESPECIAIS ME CAPTURAM 141

Vantagens de manter o controle	Desvantagens de manter o controle
Sentir-me melhor!	Não poder comer espontaneamente.
Não ganhar peso (ou não ganhar tanto).	Ter de planejar com antecedência.
A culpa não vai prejudicar meu prazer de comer.	Não poder comer tanto quanto gostaria.
Sentir orgulho de mim mesma.	Talvez sentir desejo de comida.
Não ter de me preocupar com a volta aos hábitos alimentares saudáveis, pois terei mantido esses hábitos mesmo viajando.	Não poder comer tudo o que a família estiver comendo.
Não ter medo de subir na balança ao chegar em casa.	
Sentir-me mais leve.	
Sentir menos vergonha.	
Dar bom exemplo às crianças (sem ficar beliscando o tempo todo).	
Não ficar pensando o tempo todo na comida e no peso.	
Sentir-me melhor e mais positiva durante a viagem, pois não estarei me sentindo mal por comer demais.	

Quando terminou as tabelas, Karen disse: "Tudo bem, está claro. Acho que nas férias acontece o mesmo que acontece em casa. Sinto-me melhor quando mantenho o controle e pior quando perco o controle." Escreveu um lembrete:

Quando perco o controle sobre a alimentação nas férias, a viagem fica <u>pior</u> e não melhor, porque acabo me sentindo mal e culpada. Quando mantenho o controle sobre a alimentação nas férias, a viagem fica <u>melhor</u>, porque eu me sinto melhor. Além disso, não terei de me preocupar em voltar à linha depois da viagem, pois sequer terei saído da linha.

Para reforçar a mensagem, pedi a Karen que pensasse em como gostaria de se sentir ao voltar para casa. Primeiro, pedi que imaginasse que havia comido demais durante a viagem e ganhado peso. Quando ela se visualizou subindo na balança na manhã seguinte, viu-se inchada, com o corpo pesado e desencorajada, como acontecera depois das férias do ano passado. Depois pedi que ela imaginasse que havia mantido o controle e engordado apenas 0,5 kg ou 1 kg. Ela se sentiria mais leve, orgulhosa, encorajada e otimista. Escreveu outro lembrete:

> *Quero levar comigo a sensação boa das férias quando for para casa. Se comer sem controle, vou me sentir inchada, pesada e desencorajada. Se mantiver o controle, vou me sentir leve, orgulhosa, encorajada e otimista. Valerá a pena manter o controle sobre a alimentação.*

Para escapar à armadilha da mentalidade "Las Vegas"

Tendemos a ver as férias como um período em que "vale tudo" – mas você leva para casa, como suvenir, todas as calorias extras que come. Se prestar atenção nas consequências positivas da observância do seu plano alimentar, vai evitar que se sinta privado de prazeres durante as férias.

- Faça uma lista das vantagens e desvantagens de comer o que você quiser e das vantagens e desvantagens de manter o controle sobre a alimentação durante a viagem de férias.

- Entenda que comer o que quiser em viagens não é sempre gostoso – especialmente quando você se sente inchado ou preguiçoso depois de comer.

ARMADILHAS EXTERNAS: COMO CIRCUNSTÂNCIAS ESPECIAIS ME CAPTURAM 143

- Se há certos alimentos que você sempre se permitiu comer apenas nas férias, faça um plano para comê-los vez por outra ao longo do ano. Isso minimizará o aspecto "especial" da comida, de modo que você não se sinta pressionado a se exceder nas férias.

- Pense em como você quer se sentir quando chegar em casa: contente por ter mantido o controle ou triste por ter ganhado peso demais? Imagine quanto esforço você terá de fazer e quanto tempo vai levar para perder o peso acumulado nas férias.

- Pense nas duas alternativas: continuar o ciclo de se arrepender do que comeu nas férias ou estabelecer uma nova tradição que o deixe orgulhoso.

Nº 5: A armadilha do plano alimentar excessivamente rígido

Você faz planos alimentares difíceis demais de seguir.

Outra armadilha comum surge quando você faz um plano restritivo demais. Embora suas intenções sejam boas, você precisa ser realista. Considere qual é a probabilidade de você realmente conseguir manter esse plano alimentar.

O plano difícil demais de seguir pode dar origem a pensamentos de sabotagem: "Está difícil demais. Vou comer o que eu quiser e voltar à linha quando estiver em casa." Porém, se você criar um plano alimentar que inclua um pouco de comida a mais, talvez nem sequer chegue a ganhar peso (se também estiver fazendo mais exercícios). Ou, mesmo que ganhe peso, será menos do que ganharia com um plano excessivamente restritivo que você acaba abandonando por completo.

Quando Karen e eu discutimos como ela gostaria que fosse seu plano alimentar durante a viagem de férias, ela disse de início: "Pode ser igual ao que sigo em casa."

"Vamos ver se essa ideia é realista?", perguntei. "Você não disse que iria comer em restaurantes quase todas as noites? E que vai entrar e sair da cozinha o dia todo? E que quer comer alguns petiscos especiais que só encontra na praia?"

Karen pensou no assunto. "Talvez seja melhor me dar um pouco mais de folga do que tenho em casa. Já aconteceu, em anos passados, de eu começar sendo tão rígida quanto sempre sou, mas no segundo ou terceiro dia saí do plano e depois perdi completamente o controle durante o resto da semana."

Decidimos que seria uma boa ideia definir "folga", pois Karen já havia percebido que, quando se dava "folga" em casa, acabava tendo problemas. Ela reconheceu que ter folga não significava decidir espontaneamente o que comer. Ao contrário, decidiu fazer um plano alimentar que incluísse comida extra e tentar estimar quanto peso ganharia.

Decidiu que estava disposta a ganhar no máximo 1 kg. Também calculamos que ela provavelmente queimaria mais calorias (não muitas) por estar mais ativa do que em casa. Ela fez o seguinte plano:

Plano de alimentação e exercícios para a viagem de férias

Café da manhã: Igual em casa.

Almoço: Igual em casa. Se estiver num restaurante, pedir algo tão próximo quanto possível do que como em casa.

Jantar: Comendo num restaurante, de ½ a ¾ de porção de proteína, ½ porção de carboidrato, uma porção de salada, hortaliças sem óleo nem manteiga, uma taça de vinho, um cheirinho de sobremesa. Pedir todos os molhos em separado e só usar um pouquinho.

Lanches: Dois lanches altamente proteicos duas vezes por dia.

Petiscos especiais: 5 vezes por semana, um *cookie* de tamanho médio da padaria *ou* um iogurte gelado pequeno *ou* cerca de 2 xícaras de milho caramelado vendido na praia.

Exercícios: 30 minutos por dia, caminhar ou andar de bicicleta.

Depois, discutimos como seria o retorno de Karen à vida pós-viagem. Voltar para casa e à linha em matéria de alimentação sempre havia sido difícil para ela. Karen decidiu preparar e congelar almôndegas de peru antes de viajar e também garantir que houvesse legumes no congelador, para que não ficasse tentada simplesmente a lanchar e beliscar quando chegasse em casa, em vez de sentar-se e comer uma refeição de verdade. Também se comprometeu a subir na balança na manhã seguinte *de qualquer jeito*. E, pela primeira vez, combinou de chegar tarde ao trabalho no dia seguinte para ter tempo de ir ao supermercado e organizar a casa para aquela semana. Acrescentou esses itens à sua lista de férias.

Vi Karen duas semanas depois. Ela tinha ido muito bem. Embora tivesse desviado de seu plano duas vezes, voltou à linha imediatamente. E já perdera 0,5 kg, metade do que ganhara na viagem. Estava muito contente!

Para escapar à armadilha do plano alimentar excessivamente rígido

Quem faz dieta às vezes tem a ideia de que comer fora – quer perto de casa, quer em viagem – é uma questão de tudo ou nada. Pensa que deve ou abandonar todas as restrições quando está em férias, ou seguir exatamente o mesmo plano que segue em casa. O melhor é uma solução de meio-termo. Mas não pense simplesmente em "se dar uma folga". Em especial se for ficar vários dias fora, determine exatamente quantos quilos você está disposto a ganhar, se é que está disposto a ganhar algum, e faça um plano de acordo com esse cálculo. É totalmente razoável – ou mesmo importante – planejar comer um pouquinho mais ou provar algumas coisas especiais. Desde que você faça um plano de antemão e o siga, estará reforçando bons hábitos mesmo que ganhe um pouco de peso – 0,5 kg ou 1 kg, por exemplo.

- Sempre que der, examine os menus dos restaurantes de antemão quando estiver pensando em comer fora. Se isso não for possível, faça um plano geral e controle o tamanho das porções.

- Se você come fora com frequência, não pode comer uma entrada, sopa, salada, pão, sobremesa *e* vinho – junto com o prato principal – em todas as refeições. Considere a possibilidade de alternar esses acompanhamentos. Uma vez, coma a entrada. Em outra, a salada ou a sopa.

- A maioria dos restaurantes é famosa por servir porções gigantescas. Veja qual é a quantidade de comida comparável com a que você come em casa e separe a comida extra da porção que você pretende comer.

- Crie uma lista para a viagem. Descubra o que você precisa fazer antes de ir, no caminho e quando chegar ao seu destino.

- O plano alimentar (o que inclui as bebidas) deve ser razoável e viável. Se for ficar fora por uma semana ou mais, pense num plano que o faça ganhar cerca de 1 kg. Certamente isso será muito menos do que você ganharia se não tivesse plano nenhum, um plano vago ou um plano muito restritivo.

- Se você cometer um erro em sua alimentação e voltar à linha imediatamente, não haverá problema. Cuidado com o pensamento de sabotagem que diz que, se você já "estragou tudo", pode comer o quanto quiser sem controle algum até voltar para casa.

- *Antes* de sair em viagem, planeje como será sua primeira refeição ao voltar para casa.

- Comprometa-se a subir na balança na manhã do dia seguinte àquele em que chegar em casa, sem desculpas. Se estiver viajando de carro, poderá até levar consigo sua própria balança e ir se pesando diariamente, o que o ajudará a se ater ao plano.

Crie planos de fuga para as viagens e idas a restaurantes

Você encontrará as mais diversas armadilhas comendo em restaurantes e na estrada. A variedade dos alimentos oferecidos, a novidade de comer fora e a tendência de abrir uma exceção e abandonar o plano podem acabar dificultando o controle alimentar. Crie todos os planos de fuga de que precisar para administrar os diferentes contextos em que você vai estar. Lembre-se de que cada erro é uma oportunidade de aprendizado. Por isso, vá acrescentando novos elementos aos planos de fuga à medida que o tempo for passando.

❶ **Identifique uma situação futura em que possa surgir uma armadilha de viagens ou de comer fora.**

❷ **Registre seus pensamentos de sabotagem.**

❸ **Escreva uma resposta convincente para cada pensamento de sabotagem.**

❹ **Desenvolva uma lista de estratégias.**

❺ **Recapitule e revise com frequência seu plano de fuga.**

Tome como exemplo o plano de fuga a seguir para criar os seus.

Plano de fuga: armadilhas de viagens ou de comer fora

Situação nº 1: O café da manhã do hotel. Sempre chego com a boa intenção de comer apenas ovos e uma fruta – mas depois acabo comendo um pouco de tudo.

Pensamentos de sabotagem	Lembretes	Estratégias
Este bufê de café da manhã é especial e quero fazer jus ao dinheiro que paguei. Talvez eu nunca mais volte aqui, então quero experimentar um pouco de tudo. Posso voltar à linha depois deste fim de semana. Quero ter liberdade para poder comer o que quiser. Todas as outras pessoas estarão comendo o que elas bem quiserem.	Já pagamos pelo hotel, de modo que não temos mais esse dinheiro. Manter o controle sobre a alimentação e conseguir perder peso é algo que não tem preço. Posso experimentar um pouco de tudo e fortalecer minha musculatura de desistência ou estabelecer um novo hábito, manter o controle, fortalecer minha musculatura de resistência, me sentir bem e me sentir melhor fisicamente quando sair do restaurante. Quantas vezes já "recomecei minha dieta" numa segunda--feira? Se não usasse essa desculpa, eu poderia já ter perdido peso há anos. Posso ter liberdade para comer o que quiser ou posso parar de me enganar e finalmente perder peso de uma vez por todas. Cada ocasião é importante. Ter liberdade para comer significa engordar e me sentir culpado, inchado e pesado pelo resto do dia. Não vale a pena. Na verdade, talvez haja outras pessoas controlando sua própria alimentação para perder peso, seguir uma dieta prescrita pelo médico ou comer somente o que for mais saudável. Em todo caso, o que os outros comem não tem nada a ver com a minha meta de perder peso.	Reler minha lista de vantagens e este plano de fuga antes de tomar café da manhã. Decidir de antemão se vou comer porções moderadas de ovos e fruta ou várias pequenas porções de diferentes alimentos. Se for a segunda opção, examinar todo o bufê e escolher 4 ou 5 opções que me pareçam as melhores. Pegar um único prato de comida. Depois de terminar, pôr o guardanapo sobre o prato para mostrar que já acabei. Nada de repetir. Ler os lembretes sobre enfraquecer a musculatura de desistência e fortalecer a de resistência. Elogiar a mim mesmo por ter mantido o controle. Imaginar como vou ficar feliz ao subir na balança segunda-feira de manhã e descobrir que não ganhei peso!

Refletir e tornar a se comprometer: por que quero escapar desta armadilha

Pense: vale a pena tratar cada refeição como uma ocasião especial – e sentir remorso depois? Do que você precisa se lembrar antes de sair para comer da próxima vez? Será que comer demais não vai estragar a refeição? **Se você sair da linha numa viagem de férias, não estará estragando o seu próprio prazer de viajar?**

Antes de fazer as malas para a próxima viagem de aventuras ou de escolher um restaurante para ir com seu par, reserve um tempo para pensar sobre as armadilhas que você vai encontrar, de modo que esteja preparado. Reserve também alguns minutos para escrever um último lembrete resumindo as motivações que você tem para mudar agora e continuar mudando.

Capítulo 8
Armadilhas da época de festas

Tantas tentações podem surgir na época de festas! Você talvez seja convidado para reuniões, almoços e jantares onde todos comem e bebem sem controle algum; talvez ganhe chocolates ou outras comidas gostosas e cheias de calorias, tanto no escritório quanto em casa; talvez tenha o hábito de comer demais nessas ocasiões, alimentado pelo pensamento de sabotagem "É um dia de festa, então não tem problema me dar uma folga". Pensa que será mais feliz caso se permita comer com liberdade. Mas será mesmo? Pense nas consequências da perda de controle: a culpa, a baixa autoestima, a queda de confiança e o aumento de peso certamente vão jogar um balde de água fria em cima das suas comemorações. Por outro lado, se você aprender a manter o controle, provavelmente vai aproveitar muito mais essas ocasiões festivas. Prepare-se para as armadilhas mais comuns das épocas de festas para poder escapar delas.

Nº 1: A armadilha do "só se vive uma vez"

Você usa as festas como desculpa para comer o que quiser.

Manter o controle em festas – especialmente festas de Natal, Ano Novo e outras do tipo – é difícil para a maioria das pessoas que fazem dieta. Deixar-se levar pelo espírito da comemoração e comer demais é a coisa mais fácil do mundo. E, embora seja razoável fazer de antemão o plano de comer um pouquinho a mais, é certo que você ganhará peso se for a muitas festas seguidas e comer a mais em cada uma delas.

Deanna trabalhava como secretária para uma empresa de telecomunicações perto do nosso consultório. Veio me ver em setembro, já na expectativa das festas de fim de ano. Disse-me que tinha engordado 7 kg num período de alguns anos e agora queria virar a mesa. Sempre praticara exercícios físicos e não fizera muitas mudanças em sua dieta ao longo daqueles anos, mas seu plano de cuidados com a saúde, que no geral era eficaz, tinha um imenso buraco negro bem no meio: a temporada de festas de fim de ano.

Deanna gostava de festas, especialmente das festas de fim de ano. Antes de fazer 50 anos, ela sempre fora capaz de comer um pouco a mais nessa época e, embora ganhasse alguns quilos, perdia-os em alguns meses quando retomava o cuidado com a alimentação. Nos últimos anos, porém, estava achando cada vez mais difícil recuperar a forma. Ganhava alguns quilos durante as festas e, depois, *não* os perdia. "Todo mês de dezembro, prometo a mim mesma que vou manter o controle sobre a minha alimentação, pois está na cara que não posso mais comer como antes – mas não cumpro a promessa. E isso dificulta a minha vida durante todo o resto do ano."

Praticando as estratégias fundamentais, Deanna perdeu 3 kg nos meses que antecederam as festas. No começo de dezembro, eu e ela concordamos em que seria razoável que ela procurasse manter esse peso até o Ano Novo. Só em janeiro voltaria a se concentrar em perder peso.

Mesmo com essa meta razoável, Deanna me disse que as festas seriam especialmente difíceis. "Tenho dificuldade para vigiar o que estou comendo quando vou a tantos eventos", falou. "A disciplina é cansativa e começo a perder a motivação. É aí que começo a pensar coisas como 'Isto é muito complicado, não quero mais pensar neste assunto. Vou comer o que eu quiser por enquanto e voltarei a tomar cuidado em janeiro'."

Perguntei a Deanna quais eram, na sua opinião, as vantagens de manter o controle sobre a alimentação durante as festas. Ela fez uma lista bem comprida.

Vantagens de manter o controle sobre a alimentação durante as festas

1. Já não perco naturalmente o peso que ganhei nas festas. Se ganhar peso este ano, vou ter de fazer muito mais esforço para perdê-lo.

2. Vou me sentir mais controlada e senhora de mim.

3. Não terei de me preocupar com voltar à linha em janeiro.

4. Não estarei à mercê dos desejos alimentares toda vez que vir os pratos especiais preparados para as festas.

5. Não vou sentir vergonha de comer na frente dos outros nas ocasiões festivas.

ARMADILHAS EXTERNAS: COMO CIRCUNSTÂNCIAS ESPECIAIS ME CAPTURAM **151**

6. Vou poder continuar usando as mesmas roupas ao longo das festas e depois do Ano Novo.

7. Vou me sentir animada de ir às festas, em vez de me sentir preocupada com minha alimentação.

8. Não vou ter de me preocupar com que roupa usar durante as festas, pois saberei que todas as minhas roupas caberão em mim e ficarão boas.

9. Vou estabelecer um belo exemplo para os anos seguintes.

10. Vou começar bem o Ano Novo.

11. Não vou perder todo o trabalho que fiz até aqui neste ano.

Deanna decidiu ler regularmente essa lista.

Agora que Deanna sabia com clareza por que valia a pena manter a linha durante o período de festas, trabalhamos os pensamentos de sabotagem que poderiam se interpor em seu caminho. "Não sei exatamente o que dizer a mim mesma quando pensar 'Ora, são as festas, não quero ter de pensar em alimentação saudável'." Perguntei-lhe se o fato de *não* pensar no que estava comendo tinha dado certo para ela.

"Não", respondeu. "E agora estou convicta de que este ano terá de ser diferente." Ela parecia determinada.

"Então, vamos encontrar uma resposta bem poderosa", respondi. "O que você gostaria de dizer a si mesma quando começar a se sentir cansada de pensar na alimentação?" Depois de conversarmos bastante a esse respeito, Deanna escreveu o seguinte lembrete:

"Não pensar em alimentação" é algo que não existe. Se eu pensar antes de ir às festas (e quando estiver lá), poderei planejar comer algo bem saboroso e depois me sentir muito bem. Se não fizer plano nenhum, eu pensarei bastante no assunto depois que a festa terminar — de maneira negativa — e vou me sentir mal por não ter controlado a alimentação. De um jeito ou de outro, vou pensar na minha alimentação.

Para escapar à armadilha do "só se vive uma vez"

Durante o período de festas de fim de ano, é fácil perder todo o trabalho feito para perder peso nos meses anteriores. Nos Estados Unidos, certas pessoas perdem o controle sobre a alimentação no Halloween e só o recuperam em certa medida em janeiro, se é que o recuperam. Outras vão bem até o fim de novembro e só encontram problemas no feriado de Ação de Graças; outras resistem até dezembro, quando começam as festas de fim de ano propriamente ditas. De um jeito ou de outro, essa época do ano é uma armadilha e tanto para quem quer perder peso. Por outro lado, se você prestar atenção às estratégias fundamentais, aprender estratégias adicionais para as festas e seguir algumas dicas, poderá atravessar esse período turbulento sentindo-se orgulhoso de si mesmo *e* divertindo-se.

- Faça uma lista de vantagens enumerando todas as razões pelas quais valerá a pena manter a linha durante as festas. Leia-a pelo menos uma vez por dia e antes de ir a uma festa.

- Planeje com antecedência, *antes* de ir, quantas comidas especiais você comerá numa determinada festa.

- Lembre-se de que você não pode comer calorias a mais numa festa e mesmo assim manter o peso, a menos que se proíba de comer um número equivalente de calorias durante o resto do dia.

- Se estiver tentado a ir a uma festa e simplesmente "não pensar" em alimentação saudável, lembre-se de que isso é *impossível*. Ou você pensa sobre isso agora, faz escolhas saudáveis e se sente bem quando a festa terminar, ou vai pensar no assunto depois – e se sentir mal.

- Lembre-se de que não é tudo ou nada. Você não precisa escolher entre comer de tudo ou não comer nada. Procure um meio-termo entre esses dois extremos.

Nº 2: A armadilha do estoque de guloseimas

Você não consegue deixar de comer os petiscos que estão na cozinha do escritório.

Deanna me contou que outro desafio durante as festas eram as guloseimas no escritório. "A quantidade de comida no escritório é absurda nesta época –

tortas e bolos na cozinha e doces nas mesas das outras secretárias. Isso sem mencionar as cestas cheias de coisas gostosas que nossos clientes nos entregam quase todo dia." Ela parecia quase indignada. "As guloseimas estão em toda parte! Tento resistir, mas às vezes sucumbo."

Perguntei a Deanna quando era mais difícil resistir. "Por volta das 15h ou 16h", ela disse. "É quando fico com fome, sonolenta e cansada. Em outras épocas do ano, simplesmente como um pedaço de fruta. Mas no fim de ano há menos comida na cozinha. Durante as festas é tudo mais difícil. Em geral, acabo comendo uma fruta e pelo menos uma guloseima."

Deanna precisava de uma diretriz para as guloseimas no escritório. Contei-lhe de uma regra que adotei para mim mesma: *nada de guloseimas antes do jantar.*

"Na cozinha de nosso escritório, geralmente temos guloseimas o ano todo, e não somente na época de festas", expliquei. "Se não seguisse essa regra, toda vez que fosse à cozinha para tomar água ou chá eu veria a comida e sofreria a tentação de comê-la. Passaria o dia inteiro correndo o risco de sentir o desejo de comer. Porém, depois que estabeleci essa regra firme para mim mesma, não tenho mais dificuldade. Foi difícil seguir a regra no começo, mas com o tempo foi ficando cada vez mais fácil, pois provei a mim mesma que era capaz de resistir às guloseimas. Sei que, se houver algo que eu realmente quero, posso levá-lo para casa e comê-lo depois do jantar – simplesmente não posso comê-lo durante o dia, na hora em que vem o desejo. Ter 100 por cento de certeza de que não vou comer guloseimas no escritório torna meu dia *muito mais fácil.*"

Isso pareceu razoável a Deanna, embora ela pensasse que seria dificílimo seguir a regra. "Queria saber como fazer", disse. "Sempre que como doces no escritório, acabo me sentindo culpada. Às vezes, sentada à escrivaninha, fico pensando compulsivamente na comida que está na cozinha. Começo a desejá-la e acabo cedendo. E depois fico louca da vida comigo mesma."

Pior, um único doce não satisfazia o desejo. Depois de comer, Deanna *continuava* pensando na comida, voltava à cozinha e comia mais – e sentia-se culpada novamente. "Ficar sentindo desejos e ainda por cima ganhar peso. Não vale a pena. Acho que vou tentar aplicar a sua regra." Ela fez a seguinte lista:

Guloseimas de fim de ano

1. Nada de comer guloseimas no escritório.
2. Posso levar algo para comer depois do jantar – a menos que haja uma festa à noite onde eu vá comer alguma guloseima.

3. Se eu sentir desejo de comida, devo fazer alguma outra coisa (ou várias coisas) até que ele passe:

- Tornar a me concentrar no trabalho.
- Respirar fundo algumas vezes.
- Beber água.
- Sair para andar.
- Verificar o *e-mail*.
- Fazer exercícios enquanto trabalho.
- Conversar com algum colega.

"Sabe", disse Deanna, "acho que também quero escrever um lembrete."

Vale a pena não comer guloseimas no trabalho. Não quero ser assediada pelos desejos, não quero ganhar peso e não quero me sentir culpada depois de comer. Se eu vir no escritório alguma guloseima que eu queira muito, devo me lembrar: <u>posso</u> comê-la, mas não naquela hora. Vou aproveitá-la muito mais em casa, pois estarei seguindo o plano e poderei comê-la sem culpa.

Relatei a Deanna duas outras razões pelas quais me atenho à regra de não comer guloseimas no escritório: "Sei que, se comesse uma, talvez não ficasse satisfeita e quisesse comer outra. Além disso, minha autoconfiança despencaria. O ato de ceder dificultaria as coisas no futuro, pois eu pensaria: 'Bem, cedi ontem ou na semana passada, então o mais provável é que eu ceda agora também' – em vez de ter certeza de que *simplesmente não vou ceder*. Seguindo a regra, sequer preciso pensar no assunto."

Deanna fez que sim com a cabeça. "Vou acrescentar essas coisas ao meu lembrete."

Para escapar à armadilha do estoque de guloseimas

Com tanta gente tentando resistir a esta armadilha, seria de imaginar que os trabalhadores de escritório em geral – pelo menos aqueles que estão tentando comer de maneira saudável ou não ganhar peso – se unissem para proibir que houvesse guloseimas na cozinha. Porém, até que essa ideia vire realidade, você terá de se proteger.

- Pense em estabelecer regras de quantas guloseimas você vai poder comer, se é que vai poder comer alguma. Para muitos que fazem dieta, a regra "Uma guloseima por dia e nenhuma no escritório" funciona bem. Outra regra que funciona é "Nenhuma guloseima no escritório exceto sexta-feira depois do almoço".

- Lembre-se de que, se você adotar a regra de não comer guloseimas no escritório, isso não significa que não poderá comê-las, mas que simplesmente não poderá comê-las naquele momento. Poderá levar uma para casa e desfrutar dela após o jantar.

- Toda vez que você obedecer à regra, elogie a si mesmo.

- Se estiver tentado a transgredir a regra, lembre-se de que *cada ocasião é importante*, pois a cada ocasião você está fortalecendo a musculatura da desistência ou da resistência.

- Leve um lanche saudável ao trabalho, para não se sentir tão tentado.

- Pense em como você lidou com as guloseimas de fim de ano no passado. Comeu demais? Ganhou peso? Talvez seja difícil resistir a elas no calor do momento, mas você ficará contente quando sair do escritório ao fim do dia.

Nº 3: A armadilha da "Maria vai com as outras"

Você diz para si mesmo que pode comer, pois todos os outros estão comendo também.

Quando Deanna voltou ao consultório na semana seguinte, disse-me que, embora estivesse reagindo muito melhor à presença de guloseimas no escritório, havia tido um problema desencorajador no sábado à tarde.

"Eu estava na festa de uma amiga", contou-me, "e as coisas não deram certo. Cheguei cheia de boas intenções, mas então começamos a decorar bolinhos e todas estavam comendo. Comi também, embora já tivesse comido a minha 'guloseima do dia'. Havia muitos outros doces típicos de festas nos quais nem sequer toquei, mas certamente não deveria ter comido os bolinhos."

Antes de ir à festa, Deanna tinha decidido que comeria uma guloseima. Comeu alguns biscoitos logo que chegou. "E deveria ter parado por aí", disse. "Mas a decoração dos bolinhos me pegou de surpresa e comecei a pensar: 'Bom, todo o mundo está comendo um, então não haverá problema se eu comer também.' E, depois de comer o primeiro, pensei: 'Bem, as outras estão comendo um segundo, e é época de festas, no fim das contas.' Aí comi mais de metade de um segundo bolinho. Depois, uma amiga me ofereceu um pedaço do dela. Era bolo veludo vermelho, que eu sempre quis experimentar. Então, dei mais umas mordidas. Realmente estraguei tudo."

Os pensamentos de sabotagem de Deanna eram típicos. Ela precisava de um lembrete forte para que essa situação não tornasse a se repetir.

> *O que os outros estão comendo não tem absolutamente nada a ver comigo. O fato de ser época de festas não tem absolutamente nada a ver com o assunto. A única coisa que me interessa é o que tenho de fazer para não ganhar peso. As calorias do período de festas são iguaizinhas às calorias de outras épocas. Se eu comer guloseimas a mais, vou ganhar peso. Não é verdade que não tem problema comer por ser fim de ano. Tem problema, sim, pois meu objetivo é manter o peso.*

"Mais um detalhe sobre a festa", eu disse a Deanna. "Você falou que havia outras guloseimas nas quais sequer tocou. Você por acaso se arrepende de não tê-las comido?"

"Não, ainda bem que não comi mais."

"Mas se arrepende de ter comido os bolinhos?"

"Com certeza."

"Isso é muito importante. A maioria das pessoas que fazem dieta chegam a um ponto em que não se arrependem mais de *não* ter comido uma coisa, mas se arrependem de ter comido *a mais*."

"Acho que cheguei nesse ponto. Me senti bem o dia todo quando resisti às tentações no escritório e senti um remorso enorme depois que comi os bolinhos."

Para reafirmar essa ideia, Deanna escreveu o seguinte lembrete:

> *Não vou me arrepender de não ter comido (pratos festivos, guloseimas no escritório), mas com certeza vou me arrepender de ter comido alimentos que estão fora do plano. (Lembre-se dos bolinhos na festa da Leslie!) Depois que passa a tentação, nunca me arrependo de não ter comido algo!*

Para escapar à armadilha da "Maria vai com as outras"

Pressão dos colegas, efeito manada, contágio social – seja qual for o nome que se dê a esse fenômeno, temos de nos lembrar que ele pode determinar o nosso comportamento alimentar, especialmente quando estamos à procura de uma desculpa para comer.

- Lembre-se de que as calorias extras são calorias extras. O fato de outras pessoas estarem comendo ou de ser época de festas não tem nada a ver com o assunto. Se não quer ganhar peso, você não pode comer calorias extras.

- Pergunte-se: quando chegar em casa depois da festa ou quando subir na balança na manhã seguinte, vou me arrepender caso não tenha comido alimentos que estão fora do plano? Ou vou me arrepender caso os coma?

- Sempre que resistir à tentação, elogie a si mesmo.

Nº 4: A armadilha da véspera

Você perde o controle sobre a alimentação desde antes da festa.

Kathleen adorava receber amigos e sua grande família nas festas de fim de ano. Mãe de quatro filhos adultos, tinha nove netos e outros a caminho. Estava indo bem na dieta e vinha perdendo peso aos poucos. No início de novembro, começamos a falar sobre o feriado de Ação de Graças.

Pedi-lhe que descrevesse um feriado de Ação de Graças típico. Disse que a família inteira e alguns amigos mais chegados vinham à sua casa no fim da manhã e ficavam o resto do dia. Haviam desenvolvido alguns costumes ao longo dos anos: um jogo de futebol americano sem derrubada (de que participavam até algumas das crianças menores), ver fotos da família em festas antigas, ajudar o vovô a ajeitar o jardim e comer *um monte* de comida.

Por volta do meio-dia, Kathleen servia enroladinhos de salsicha, vários tipos de queijos e biscoitos, patês exóticos, batatas fritas, cogumelos recheados e casquinha de siri – tudo isso antes mesmo do almoço! E fazia sobremesas suficientes, segundo me disse, para "alimentar um exército".

Perguntei a Kathleen como ela se sentira no ano passado depois do dia de Ação de Graças. "Eu me senti bem até ver as fotos que as crianças me mandaram por *e-mail*", disse. "Daí me senti muito mal. Não conseguia acreditar que estivesse tão grande."

Foi difícil para ela recuperar o controle sobre a alimentação. "Foi horrível ter ganho peso e perdido todo o meu esforço anterior. Mas é um costume muito forte", contou. "Começo a descuidar da alimentação na véspera do dia de Ação de Graças. A casa está cheia de alimentos que normalmente não compro. Costumo provar tudo o que faço no forno... Depois, como demais no dia de Ação de Graças e nos dias seguintes também. Em poucos dias, recupero todo o peso que havia perdido em um mês!"

Kathleen precisava de vários planos sólidos: um para os dias anteriores à festa, outro para a festa em si e outro para os dias posteriores. Além disso, precisava de lembretes que a ajudassem a se ater aos planos. Decidiu adotar a regra "coma normalmente" para a véspera do feriado – ou seja, seguir mais ou menos o mesmo plano alimentar que vinha seguindo, embora pudesse fazer de *antemão* o plano de incorporar algumas comidas especiais nas refeições menores. Ela não costumava ter sementes oleaginosas em casa, por exemplo, mas sabia que ia comprar noz-pecã para fazer uma torta. Poderia fazer com antecedência o plano de comer noz-pecã no lanche da tarde em lugar dos alimentos que costumava comer.

A única exceção ao planejamento alimentar seria nos momentos em que Kathleen realmente precisasse provar os pratos que estava cozinhando. Ela decidiu que essa seria toda a comida extra que comeria na véspera do feriado. Começou a fazer uma lista.

Véspera do Dia de Ação de Graças

1. Comer normalmente. Seguir meu cronograma habitual: café da manhã, almoço, lanche, jantar, lanche.

2. Se quiser, fazer com antecedência o plano de substituir (não acrescentar) minhas refeições e lanches normais por comidas especiais (como noz-pecã).

3. Nada de substituições espontâneas.

4. Só provar o que for realmente necessário.

5. Ler minha lista de vantagens e meus lembretes quantas vezes forem necessárias ao longo do dia.

Kathleen percebeu que um lembrete também a ajudaria:

Se a comida extra me tentar (bolachinhas, patês etc.) e eu não tiver feito com antecedência o plano de comê-la, devo me lembrar que este ano quero lançar uma nova tradição de alimentação saudável. Se quero me sentir bem, preciso seguir meu plano.

Pedi a Kathleen que me descrevesse detalhadamente a véspera do feriado. "Acordo bem cedo, pelas 5h, para começar a fazer guloseimas assadas – minha especialidade", contou-me com orgulho. "Também faço acompanhamentos e petiscos. Tenho de arrumar a mesa, geralmente para 25 pessoas. E sempre acabo tendo de correr ao supermercado para comprar algum ingrediente de última hora." Suspirou. "Fico exausta, e então fica mais difícil manter o controle."

"Em que momento você sentirá a *maior* tentação de fugir do plano?"

Kathleen pensou no assunto. "Quando estiver fazendo tortas, bolos e biscoitos", disse. "Especialmente quando estiver transferindo os biscoitos da assadeira para as travessas, quando eles estão quentinhos e com um cheiro delicioso. É nesse momento que corro o risco de sucumbir." Conversamos então sobre as opções que ela tinha:

- Simplesmente não fazer biscoitos para evitar a tentação.

- Fazer os biscoitos logo depois do café da manhã, uma vez que teria menos tentação se estivesse satisfeita.

- Planejar fazer os biscoitos e não comer nenhum.

- Decidir de antemão comer certo número de biscoitos recém-saídos do forno (que ela comeria sentada, lentamente e prestando atenção).

- Deixar os biscoitos para o lanche da noite, para que pudesse passar o dia na expectativa de comê-los. Uns poucos segundos no micro-ondas e eles ficariam novinhos em folha.

Kathleen escolheu a quarta opção e acrescentou-a à lista.

Vou comer 2 biscoitos assim que tiverem esfriado um pouco. Vou comê-los sentada, devagar, e vou desfrutar de cada bocado sem sentir culpa. Em vez dos doces habituais, vou comer uma fruta no lanche da noite.

Para escapar à armadilha da véspera

Quando vai chegando o momento de uma grande comemoração, o entusiasmo já começa nos dias anteriores. Se você for passar mais tempo na cozinha, é possível que esteja mais vulnerável nesse período.

- Se a sua rotina habitual for interrompida porque você vai receber convidados na festa, faça um plano alimentar especial para os dias anteriores ao feriado, de modo que não sinta a tentação de comer espontaneamente.

- Agende períodos de exercício e de descanso no seu dia.

- Deixe as comidas mais tentadoras dentro de sacolas (mesmo as que estiverem na geladeira) até poucos minutos antes de os convidados chegarem, para não ter de ficar olhando para elas.

Nº 5: A armadilha do perfeccionismo

Você gasta um tempo e uma energia enormes para que tudo fique "certinho".

Com o correr da conversa, percebi que Kathleen estaria tão ocupada no dia anterior ao feriado de Ação de Graças que teria dificuldade para seguir seu plano alimentar normal. Perguntei de que modo isso poderia afetar sua alimentação.

"Admito que não será nada bom", disse-me Kathleen. "Acho que sou perfeccionista. Tento deixar tudo absolutamente perfeito. Com isso, deixo passar outras coisas, como os exercícios físicos e a alimentação saudável."

Sugeri a Kathleen que ela precisava de uma nova mentalidade. "Agora, parece que você tem a ideia de que precisa fazer tudo perfeitamente mesmo que sofra consequências negativas, como ganhar peso. É isso mesmo?"

"Nunca pensei na coisa por esse ângulo." Ela refletiu sobre o que eu tinha dito. "Sim, acho que você tem razão", concordou.

"Então, se você quer obter resultados diferentes neste ano, isso não significa que você tem de fazer as coisas de um jeito diferente? Estou pensando se talvez não fosse uma boa ideia não cozinhar *tudo* absolutamente sozinha. Se você comprasse algumas coisas prontas, teria algum tempo livre para fazer suas refeições regulares e lhe sobraria energia para pensar na alimentação saudável."

"Bem, talvez ajudasse. Mas não consigo sequer imaginar a ideia de comprar comida pronta para um almoço festivo!"

"Não precisa ser tudo ou nada, não é mesmo?", perguntei. "Você não precisa nem fazer tudo sozinha nem comprar tudo pronto. O meio-termo entre esses dois extremos é bem grande, não é?"

Kathleen assentiu. "É verdade."

"Então há certas coisas que você poderia comprar prontas?"

Kathleen pensou no assunto. "Hummm... Na verdade, gostei bastante dos patês que comprei na loja dos agricultores orgânicos. Poderia comprá-los. E eles também têm uma batata-doce gratinada muito boa."

Depois, perguntei a Kathleen se ela poderia pedir que alguém levasse um prato. "Minha cunhada se ofereceu para levar salgadinhos e minha filha disse que pode trazer pão feito em casa. Acho que posso aceitar. Mas..." Ela suspirou. "A comida seria diferente. Todos esperam poder comer as mesmas coisas sempre."

"Pode ser." Fiz uma pausa. "Por outro lado, não é possível que as pessoas *gostem* de experimentar algo diferente? De qualquer maneira, me pergunto se não vale a pena que você e talvez alguns dos outros fiquem um pouquinho decepcionados para que você não tenha uma decepção terrível quando subir na balança assim que a festa acabar." Kathleen concordou e escreveu o seguinte lembrete:

> *Não só não há problema em eu não cozinhar tudo sozinha como também é importante que eu não o faça. Se eu comprar algumas coisas ou pedir a outras pessoas que tragam pratos, vou ter mais tempo e energia. Será gostoso fazer tudo com mais calma. E, assim, poderei me concentrar mais na alimentação saudável.*

Kathleen fez uma nova lista: comprar patês, batata-doce gratinada e frutas e legumes picados da loja dos agricultores orgânicos; e pedir à cunhada e à filha que trouxessem salgadinhos e pão. Essa lista ajudou muito a Kathleen, não somente naquele feriado de Ação de Graças, mas em outros feriados e nos anos seguintes.

Para escapar à armadilha do perfeccionismo

Para quem gosta de receber gente em casa, os feriados são os melhores dias do ano – mas também podem ser os piores para os perfeccionistas que estão tentando perder peso. Os costumes são fortes, e as tradições estão profundamente enraizadas, mas lembre-se de que nada nos impede de escolher e de mudar.

- Reconheça que, se você não fizer mudanças, obterá o mesmo resultado de sempre: ficará descontente consigo mesmo quando a festa acabar.

- Identifique os modos pelos quais você pode ser menos perfeccionista, mesmo que você (ou talvez os outros) fique um pouquinho decepcionado. No fim das contas, o sentido dos feriados é ficarmos na companhia dos amigos e da família, não é mesmo?

- Crie novas tradições para os feriados, como, por exemplo, deixar que outras pessoas participem dos preparativos – elas se sentirão mais ligadas às festividades e poderão ter a mesma sensação boa de estar cuidando de todos, como você.

Nº 6: A armadilha do Grande Dia

Você come demais na própria festa.

Na casa de Kathleen, as entradas e salgadinhos são servidos ao meio-dia, e a família se senta para comer às 13h. Nos anos anteriores, Kathleen não tomara café da manhã nem jantara; comera apenas pequenos lanches ao longo do dia. Desta vez, estava disposta a tentar um plano diferente.

Para não ficar comendo o dia inteiro, Kathleen decidiu tomar o café da manhã normal. No entanto, não sabia o que fazer com as entradas. "Será difícil comê-las lentamente, prestando atenção", disse. "Ou estou correndo de um lado para o outro, pois sou a anfitriã, ou então estou me divertindo tanto conversando com as pessoas que mal percebo o que estou comendo." Ela decidiu guardar dois dos seus salgadinhos favoritos na cozinha para comê-los como parte do almoço, quando estaria sentada e poderia realmente sentir o gosto. Decidiu também que pegaria apenas porções moderadas de comida, encaixando tudo (inclusive os salgadinhos) em um único prato sem amontoar, e que de maneira alguma repetiria. Também comeria um jantar um pouco menor que o normal, com um único pedaço da sua sobremesa favorita.

Kathleen achou que talvez tivesse dificuldade para não repetir o prato. Por isso, fizemos uma sessão de resolução de problemas e ela acabou escrevendo o seguinte lembrete:

Devo me lembrar de que tenho a forte tendência de enganar a mim mesma. Acho que vou comer mais uma ou duas coisas e então parar, mas não paro. Este ano será diferente! Desta vez, se quiser repetir, vou fazer um segundo prato e guardá-lo para o jantar.

Depois, perguntei a Kathleen se limpar a mesa, guardar a comida e lavar a louça seria um problema. "Provavelmente sim", respondeu ela. "Em geral, os homens e as crianças saem para jogar futebol americano e nós mulheres ficamos pela cozinha, conversando e beliscando enquanto guardamos a comida." É arriscado lidar com as sobras. Kathleen decidiu que teria de obedecer rigidamente à sua regra de "não comer em pé". Fez dois outros lembretes:

ARMADILHAS EXTERNAS: COMO CIRCUNSTÂNCIAS ESPECIAIS ME CAPTURAM

Durante todo o feriado, preciso comer tudo sentada, lentamente e aproveitando cada bocado, para que me sinta feliz quando a festa acabar.

Quando estiver tentada a comer sobras, devo me lembrar de que aquela não será minha última chance. Posso comer as sobras no jantar ou ao longo dos dois dias seguintes. Não preciso comê-las naquela hora.

"Tenho outra ideia que pode ajudar", eu disse a Kathleen. "Que tal você criar um novo ritual? Você e as outras mulheres poderiam guardar as sobras o mais rápido possível e sair para dar uma volta a pé. Dessa maneira, vocês não sofrerão muita tentação e poderão fazer um pouco de exercício."

"Adorei a ideia!", exclamou ela. "Vou fazer isso."

Kathleen já tinha um plano robusto para o dia de Ação de Graças. Fez a lista a seguir.

Dia de Ação de Graças

1. Ler minha lista de vantagens e meus lembretes de manhã como de costume, e tornar a lê-los ao menor sinal de tentação.

2. Tomar um café da manhã normal.

3. Não comer os salgadinhos, mas guardar dois para pôr no prato do almoço.

4. Servir-me de um prato de comida, do que eu quiser, com porções de pequenas a médias, mas não repetir.

5. Quando terminar, preparar um segundo prato de comida e guardá-lo para o jantar. Fazê-lo um pouquinho menor que o meu jantar normal.

6. Comer devagar e realmente me concentrar no gosto de cada bocado, para poder desfrutar da comida.

7. Guardar as sobras rapidamente e sair para caminhar.

8. Comer uma única porção da sobremesa que eu quiser.

Para escapar à armadilha do Grande Dia

Prepare-se com antecedência para o Grande Dia. Repasse mentalmente como será a sua alimentação em cada momento dele. Pense nas mudanças que terá de fazer para ficar contente consigo mesmo quando for dormir, em vez de se sentir culpado ou com remorso por ter comido demais. Depois, ponha seu plano no papel. Vendo-o preto no branco, você poderá manter a linha e terá um parâmetro com o qual medir-se.

- Não pule nenhuma refeição; caso contrário, certamente irá comer demais depois.

- Coma tudo devagar e prestando atenção, sempre sentado. É fácil se distrair – tente aproveitar ao máximo cada bocado.

- Crie uma lista que o ajude a vencer a tentação de se desviar do seu plano alimentar.

- Crie para si mesmo uma regra a respeito das sobras, caso tenha tido problemas com elas no passado.

- Descubra como encaixar um pouco de exercício físico no seu dia; convide outras pessoas a ir junto com você.

- Decida quando vai comer sua porção única de sobremesa e aproveite cada bocado.

- Elogie a si mesmo a cada habilidade que praticar e a cada vez que se ativer ao plano, especialmente se estiver tentado a abandoná-lo.

- Crie uma entrada em seu diário para se lembrar daquele dia e ter um modelo para outros feriados no futuro.

Nº 7: A armadilha do pós-festa

Você tem problemas para continuar na linha depois da festa.

Para muitos, a simples quantidade e variedade das sobras depois de um almoço festivo constituem uma tentação quase irresistível. Kathleen admitiu que as sobras do dia de Ação de Graças eram um perigo. Precisava pensar nas opções que tinha e estabelecer um plano, que registrou em forma de lista.

Depois da festa

Voltar a comer normalmente será muito mais fácil que nos anos anteriores, pois vou:

1. Encorajar a família e os amigos a levar sobras para casa (lembrar de ter recipientes e plásticos à mão).

2. Guardar as sobras em porções individuais.

3. Jogar fora as comidas muito tentadoras. Não vale a pena lutar. Melhor desperdiçá-las que comê-las.

Quando Kathleen voltou a me consultar alguns dias depois do feriado, relatou-me sua experiência, afirmando que tinha ido "muito bem". Na verdade, tinha se portado otimamente! Ateve-se ao plano, exceto quando começou a beliscar sobras enquanto limpava a mesa e guardava a comida. Percebeu que havia inventado uma desculpa. "Não haverá problema. Estou apenas experimentando." Mas depois se lembrou de que haveria problema sim, pois não se tratava somente de calorias, mas também do hábito prejudicial que ela estava reforçando. Disse a si mesma que, se continuasse beliscando, poderia concluir que havia saído do plano e decidir comer o que quisesse durante o resto do dia. E sabia por experiência que, se isso acontecesse, ela poderia demorar vários dias para voltar à linha.

"O que aconteceu então?" Eu estava curiosa.

"Parei de comer", respondeu Kathleen.

"Que ótimo!", disse-lhe. "E está orgulhosa de si mesma? Elogiou a si mesma?"

"Na verdade, fiquei", disse. "E continuei orgulhosa no dia seguinte, quando consegui manter o controle."

Kathleen me disse que estava tentada pela torta de cereja que havia sobrado. No dia anterior, havia embrulhado três pedaços individuais que tinham sobrado e os havia deixado no fundo da geladeira. Mas viu-os quando estava guardando a comida após o almoço. Pensou e decidiu comer o seu pedaço naquele momento mesmo em vez de esperar o jantar, como havia planejado. E comeu. Mas não aproveitou muito, pois comeu-o com pressa e sentindo-se culpada. Insatisfeita, quis comer mais. Porém, em vez de pegar um segundo pedaço, jogou os dois pedaços restantes no lixo.

"É a primeira vez que jogo comida fora por saber que seria difícil tê-la em casa e não comê-la. Eu me senti muito bem", contou-me, contente. "Assumi o controle da situação em vez de ser controlada pela comida."

Eu disse a Kathleen que estava impressionada com o que ela havia feito. "Você deve ter tido dezenas de oportunidades de sair do plano, mas só cometeu dois erros – e mesmo nesses momentos percebeu o que estava acontecendo e virou a mesa!" Usando suas novas estratégias, Kathleen havia criado para si mesma uma experiência muito diferente no feriado. Havia mantido o peso e o controle sobre sua alimentação. Disse-me que, agora que já sabia o que fazer, estava muito confiante na sua capacidade de "sobreviver" a outras festas. Escreveu uma entrada em seu diário para comemorar sua vitória e seu orgulho.

Para escapar à armadilha do pós-festa

Muitas pessoas que fazem dieta sabem que precisam de um plano para a festa em si, mas nem sempre reconhecem que talvez também precisem de um plano sólido para os dias seguintes, quando talvez ainda recebam visitas ou sejam tentadas pelas sobras.

ARMADILHAS EXTERNAS: COMO CIRCUNSTÂNCIAS ESPECIAIS ME CAPTURAM **169**

- Crie um bom plano que sirva não somente para este pós-festa, mas também para os pós-festas do futuro.

- Se você sabe que as sobras lhe darão problema, peça aos convidados que levem um pouco delas para casa. Tenha à mão recipientes e sacos plásticos para fornecer-lhes quando eles forem embora.

- Se ainda tem comidas em casa que podem fazer com que você saia do plano, jogue-as fora. Assim, você evita a dúvida cruel do "Devo comer ou não?", que normalmente acaba com você comendo.

- Se tiver dificuldade para se livrar das sobras, liste os custos de jogar a comida fora e compare-os com os custos de mantê-la em casa.

Crie planos de fuga para as armadilhas de festas

As armadilhas de festas devem ser atacadas frontalmente, pois o número de tentações nessas ocasiões é muito grande. Procure prever as situações difíceis. Não deixe de preparar-se antecipadamente, fazendo um plano. No momento em que sentir a tentação, lembre-se de como quer se sentir depois que a festa terminar.

❶ Identifique uma situação futura em que possa surgir uma armadilha de festa.

❷ Registre seus pensamentos de sabotagem.

❸ Escreva uma resposta convincente para cada pensamento de sabotagem.

❹ Desenvolva uma lista de estratégias.

❺ Recapitule e revise com frequência seu plano de fuga.

ARMADILHAS DA DIETA

Tome como exemplo o plano de fuga a seguir para criar os seus.

Plano de fuga: armadilhas de festas

Situação nº 1: Todo o período que vai do Halloween ao Ano Novo. Praticamente não tenho esperança de conseguir observar minha dieta.

Pensamentos de sabotagem	Lembretes	Estratégias
Haverá muitas festas, muita comida, muita tentação. Será difícil manter o controle. Será mais fácil largar a dieta agora e retomar em janeiro. Não vou me divertir se não puder comer e beber com liberdade.	Será difícil, mas certamente não será impossível. Este ano será diferente dos anos passados, quando eu não sabia me motivar todos os dias, administrar os desejos ou rebater meus pensamentos de sabotagem. Este ano será mais fácil manter a linha. Em vez de pensar em toda a época de festas, vou me concentrar em um dia de cada vez, uma festa de cada vez, e me lembrar de que é claro que posso seguir meu plano naquele dia. Não quero repetir o que aconteceu nos últimos anos. Fiquei muito chateado em janeiro, quando minhas roupas não cabiam mais. Levei semanas para realmente voltar à dieta e mais um mês para perder o peso que havia ganhado. Além disso, não é fácil estar acima do peso! É muito difícil. A alimentação nas festas não precisa ser uma questão de tudo ou nada. Posso planejar comer uma guloseima especial e tomar uma bebida diferente em cada festa. Talvez ganhe 0,5 kg ou 1 kg, mas isso não é problema! E não é só a comida que garante a diversão. Conversar com as pessoas (e flertar!) é muito mais divertido.	Concentrar-me em manter o controle um dia por vez. Criar uma lista de vantagens especial para as festas e lê-la duas vezes por dia. Ler os lembretes pertinentes e este plano de fuga duas vezes por dia. Criar a imagem de acordar no dia 2 de janeiro me sentindo ótimo por ter conseguido manter o controle durante as festas. Escrever uma descrição dessa imagem no meu caderno. Planejar comer uma guloseima especial e tomar um drinque em cada festa. Concentrar-me em encontrar as pessoas e me divertir com elas em cada festa.

Refletir e tornar a se comprometer: por que quero escapar desta armadilha

Você quer continuar tratando cada festa como uma zona de vale-tudo e sair dessa época com alguns quilos extras? **Quer que as festas continuem sendo fonte de frustração ou quer transformá-las em ocasiões felizes?** Este ano, você tem a oportunidade de estabelecer um novo precedente por meio de uma nova abordagem que o faça se sentir bem consigo mesmo, forte e controlado.

Assuma agora mesmo o compromisso de escapar das armadilhas das festas a fim de estar preparado quando os feriados chegarem. Reserve alguns minutos para escrever um último lembrete resumindo as motivações que você tem para mudar agora e continuar mudando.

PARTE CINCO

Armadilhas universais: como todos nós somos capturados

Capítulo 9

Armadilhas psicológicas

Praticamente qualquer pessoa que já se esforçou e teve dificuldades para fazer dieta foi afligida pelas armadilhas da psique. A maioria das armadilhas psicológicas envolve o desânimo, a sensação de privação, a falta de motivação ou a sensação de estarmos sobrecarregados pelas exigências da alimentação saudável no cotidiano. Esses sentimentos são normais e vão embora muito mais rápido quando você está preparado para enfrentá-los. A previsão dos possíveis obstáculos e o planejamento das atitudes a tomar permitirão que você continue avançando, mesmo quando sentir vontade de largar tudo.

Nº 1: A armadilha do desânimo

Você tem vontade de desistir quando a dieta fica difícil.

Chris, que trabalha no setor de seguros, estava se consultando comigo havia alguns meses. Seu problema de peso se iniciara havia anos, quando começara a trabalhar num emprego sedentário e machucara as costas, o que o impediu de jogar basquete. Não estava queimando calorias como no passado, mas não mudara sua alimentação, de modo que os quilos extras começaram a se acumular. Tentara várias vezes perder peso, mas não conseguia manter a dieta.

Depois de dominar as estratégias fundamentais, mudar sua alimentação e voltar a fazer exercícios, Chris perdeu 8 kg rapidamente. Estava animadíssimo e pensou que perder mais peso seria relativamente fácil.

Mas sua expectativa não era realista. Ele não sabia que, para todo o mundo, a dieta fica mais difícil de tempos em tempos e as circunstâncias, a motivação e o nível de energia mudam – como poderiam não mudar?

176 ARMADILHAS DA DIETA

Depois de uma semana difícil, Chris desanimou. Começou a ter problemas para manter a linha e passou a dar ouvidos a pensamentos de sabotagem, como "Não sei se vou conseguir continuar". Quando veio para a consulta, disse que a semana inteira tinha sido complicada.

Pedi que ele lesse em voz alta a lista de vantagens, atribuindo a cada item um conceito: muito importante, importante ou pouco importante. Não me surpreendi ao constatar que todos eles eram importantes ou muito importantes para ele. Perguntei-lhe se valia a pena seguir em frente, mesmo desanimado, em vista dessas vantagens. Quando Chris respondeu que sim, pedi-lhe que escrevesse um bilhete que pudesse consultar com frequência para manter seus objetivos sempre diante dos olhos.

> *Embora perder peso às vezes pareça difícil, os resultados vão valer a pena. As vantagens da minha lista são importantes demais para que eu desista delas, como quer que eu me sinta ou o que quer que eu pense num determinado momento.*

Algo interessante acontece com muitas pessoas que fazem dieta quando passam por uma semana difícil, e suspeitei que isso também tivesse acontecido com Chris. A memória de umas poucas horas difíceis dá o tom de sua percepção da semana como um todo.

Perguntei a Chris se as 168 horas da semana passada haviam sido todas difíceis. Ele riu. "Bom, uma parte delas eu estava dormindo, então essas não foram."

Pedi que ele desse um exemplo de um momento particularmente difícil. Ele descreveu sua experiência no café da manhã de domingo, quando havia ido com amigos a uma lanchonete famosa por suas grandes porções. Ficou tentado a comer todas as torradas e bolinhos fritos de batata que estavam no seu prato.

"Você lutou durante todo o tempo em que esteve na lanchonete?"

Chris pensou no assunto. "Não, foi só quando terminei de comer o que havia planejado e quis comer mais. Então, a luta deve ter durado uns 10 ou 15

ARMADILHAS UNIVERSAIS: COMO TODOS NÓS SOMOS CAPTURADOS **177**

minutos, até a garçonete tirar os pratos da mesa. Quando o prato saiu da minha frente, não pensei mais no assunto."

Repassei detalhadamente a semana de Chris.

"Os outros cafés da manhã foram difíceis?"

"Não, foram tranquilos."

"E os períodos entre o café e o almoço a cada dia?"

"Tranquilos."

"O almoço em si?"

"Sossegado."

"Entre o almoço e o jantar? No jantar? Após o jantar?"

Quando Chris refletiu com cuidado, percebeu que os únicos outros momentos difíceis haviam sido cerca de uma hora no meio da tarde de sábado, três jantares com clientes (mas só quando eles estavam comendo sobremesa e ele não) e duas noites em que havia terminado de comer as guloseimas previstas no plano e queria mais.

No conjunto, calculou que somente seis ou sete horas tinham sido difíceis.

Quando percebeu que a imensa maioria das horas não haviam sido difíceis – na verdade, tinham sido neutras ou mesmo fáceis –, Chris escreveu o seguinte lembrete:

> *Quando fico desanimado, só presto atenção nas horas difíceis. Devo me lembrar de que não são todas as horas de todos os dias que são difíceis. Na verdade, o número de horas fáceis ou neutras é muito maior.*

Depois, Chris partilhou mais um pensamento de sabotagem: "Mas ainda não sei se vou conseguir aguentar a longo prazo. Embora eu saiba que nem todas as horas da semana passada *foram* ruins, as que foram pareceram *muito* difíceis. Eu me preocupo com a possibilidade de acabar cansando da dieta e desistindo. Foi isso que sempre aconteceu no passado."

Mas o passado era passado. O que havia de diferente no modo como ele fazia dieta desta vez? Criamos uma lista bem substancial:

- Ele só estava introduzindo modificações em sua alimentação que fosse capaz de manter por toda a vida – nada de dietas-relâmpago nem de restrições não razoáveis.
- Ainda podia comer seus alimentos favoritos; não havia eliminado o pão, a cerveja e os doces, como no passado.
- Havia aprendido a comer porções moderadas de alimentos favoritos e a desfrutar cada bocado.
- Havia aprendido a se motivar com sua lista de vantagens.
- Havia aprendido a elogiar a si mesmo pelos sucessos e a aprender construtivamente com as dificuldades.
- Havia aprendido a planejar sua alimentação, a manter um cronograma e a eliminar todos os desejos espontâneos em matéria de alimentação.
- Havia começado a mudar seus pensamentos graças à leitura repetida dos lembretes.

Quando olhamos para a lista, não tivemos dúvida: esta vez seria diferente. Suas tentativas anteriores de perder peso haviam sido muito mais difíceis. Ele fazia dieta por alguns dias, perdia o controle e abandonava completamente o plano. Porém, constatou o quanto sua mentalidade e seu comportamento haviam mudado. E, pensando bem, embora a semana passada tivesse sido difícil, as seis ou sete semanas anteriores haviam sido bem tranquilas. Chris percebeu que precisava de mais um lembrete para a próxima vez em que se sentisse desanimado:

> *Se eu começar a me preocupar com a possibilidade de não conseguir continuar fazendo dieta, devo lembrar que desta vez as coisas estão muito diferentes. Aprendi a comer de um jeito que vou conseguir manter a longo prazo. Aprendi o que fazer para me manter na linha. Aprendi a lidar com a fome e os desejos e a rebater os pensamentos de sabotagem. Além disso, minha musculatura de desistência está MUITO mais fraca e minha musculatura de resistência, MUITO mais forte.*

Depois de um pouco mais de conversa, Chris decidiu que outro lembrete seria útil – um lembrete que o ajudasse a se concentrar no momento presente.

> *Quando estiver passando por um momento difícil e começar a pensar no futuro, devo mudar de foco e pensar no agora. Consigo manter o controle neste momento? Se eu tiver um problema depois, poderei resolvê-lo quando ele acontecer.*

Chris também resolveu se lembrar de que, daí a um ano, teria acumulado a experiência de mais um ano de prática:

> *Não tenho de me preocupar com minha capacidade de manter o controle no futuro, pois, quando o futuro chegar, vou ter muito mais experiência e capacidade de manter a linha. Quando enfrentar momentos difíceis, será muito mais fácil dizer: "Pois é, tive algumas horas difíceis nesta semana. Já sobrevivi a várias semanas iguais a esta e sei que vou conseguir sobreviver a esta também."*

Para escapar à armadilha do desânimo

Às vezes, as memórias de quando você tentou perder peso e não conseguiu ficam na sua cabeça e contaminam seus esforços posteriores. É muito possível que, como Chris, você também superestime a dificuldade de fazer dieta numa determinada semana. Talvez acredite que não deveria sentir dificuldade alguma, quando na verdade é absolutamente *anormal* que a pessoa que faz dieta não tenha dificuldades de vez em quando. Pode até ser que, por causa disso, você deixe de praticar as estratégias fundamentais. Todos esses fatores podem dar origem à ideia prejudicial de que você não conseguirá manter seus esforços. Por isso, quando se sentir desanimado, pense no seguinte:

- Pegue sua lista de vantagens. Em que medida cada um daqueles itens é importante para você? Escreva *muito importante*, *importante* ou *pouco importante* ao lado de cada um.

- Se alguma vantagem não parece importante neste momento, considere a possibilidade de tirá-la da lista para poder se concentrar nas razões que mais apelam para você. Se precisar de injeções de motivação ao longo do dia, leia a lista com frequência.

- Conte os minutos e horas difíceis. Em quantas horas você teve de fazer um esforço a mais? E em quantas *não* teve?

- Pense em suas tentativas anteriores de fazer dieta. O que você aprendeu de lá para cá? Lembre-se de que daqui a dois meses você estará ainda melhor, desde que continue praticando as estratégias fundamentais.

- Caso se sinta sobrecarregado, é possível que esteja pensando no futuro. Antes, pergunte a si mesmo: "Consigo manter a dieta agora?" Um dia de cada vez.

Nº 2: A armadilha da privação

Você se ressente por ter de restringir sua alimentação.

Catherine entrou no meu consultório durante um período de folga do espetáculo em que trabalhava. Atriz e dançarina, com forte veia dramática, ela viajava com uma trupe teatral que se apresentava em diversos locais a cada semana. Esse estilo de vida havia produzido hábitos alimentares tão indisci-

ARMADILHAS UNIVERSAIS: COMO TODOS NÓS SOMOS CAPTURADOS **181**

plinados que ela ganhara quase 6 kg durante a turnê, apesar da quantidade de exercício que fazia durante os ensaios e apresentações. Só encarou o fato de que estava ganhando peso quando o gerente da companhia a alertou de que precisava perder peso se quisesse renovar o contrato. É verdade que ela havia perdido uns poucos quilos antes de me consultar, mas sua motivação começara a diminuir, especialmente no jantar e à noite.

"Quando sinto o cheiro de pizza ou alguém pede batatas fritas, mal consigo resistir à tentação de pedir a mesma coisa", confessou. "Sonho com bolo e sorvete. Penso em comida o tempo todo! Sei que estou me alimentando de forma mais saudável que no começo da turnê, mas já estou entediada. Não posso comer *nada* do que quero. Estou cansada de ter de me privar!"

Essa sensação de privação estava impedindo que Catherine seguisse seu plano – e estava também começando a pôr em risco a carreira dela.

"Sei que preciso perder mais peso – o gerente já me deu esse aviso várias vezes", ela suspirou. "Mas eu realmente gostaria de poder voltar a comer as comidas de que gosto!"

"Catherine", perguntei, "você pensa que, por estar seguindo um plano de alimentação saudável, não pode comer os alimentos de que mais gosta?"

"Bem, sei que posso comê-los de vez em quando, mas, em geral, não", disse. "Em geral como apenas salada enquanto os outros comem hambúrguer e batata frita."

Duas das ideias de Catherine chamaram minha atenção:

- Quando ela está fazendo dieta, não pode comer os alimentos de que mais gosta.

- Só pode comer salada, ao passo que os outros podem comer o que quiserem.

Parecia-me que uma das razões pelas quais Catherine estava se sentindo tão privada era que ela *realmente* estava se privando demais. Estava manifestando um pensamento clássico do tipo tudo ou nada. Não percebia o imenso meio-termo que havia entre ser capaz de comer tudo o que quisesse o tempo todo e não ser capaz de comer nada de que gostasse. Perguntei-lhe o que ela achava que aconteceria caso a sensação de privação continuasse. "Com o tempo, vou acabar indo na direção oposta e comendo demais", disse ela. "Porém, se eu comer meus alimentos favoritos, isso não significa que vou ganhar peso?"

"De jeito nenhum", expliquei. "Quando você faz um plano razoável que incorpore seus alimentos favoritos, pode até ser que demore um pouco mais para perder peso, mas será que isso não vale a pena caso signifique que você conseguirá perder peso e não voltar a ganhá-lo?"

Depois dessa conversa, Catherine escreveu o seguinte lembrete:

> *Se eu começar a me sentir privada, devo me perguntar: estou sendo muito restritiva? É importante incorporar meus alimentos favoritos à dieta (mesmo que eu venha a perder peso mais devagar). Caso contrário, vou me rebelar, largar tudo e engordar novamente.*

Em seguida, Catherine se disse preocupada com o fato de que, mesmo que pudesse comer seus alimentos favoritos, não poderia comê-los na quantidade que gostaria.

"Tem algo de muito gostoso em poder me sentar ao lado de um grande prato de macarrão ou uma grande tigela de chili com queijo e um pedação de pão de milho e poder comer tudo. Mas sei que não posso fazer isso."

"Bem, você tem razão", eu disse. "Provavelmente, você não pode comer todos os seus alimentos favoritos em grande quantidade e ainda assim perder peso. Mas vou lhe fazer uma pergunta: o que vai acontecer se você não perder peso?"

"Não vou poder renovar o contrato com a companhia."

"E isso a deixaria infeliz?"

"Muito. Adoro meu emprego, e perdê-lo seria terrível. Tipo, seria a pior coisa que poderia acontecer."

"Pois bem, vale a pena você se lembrar disso. De um jeito ou de outro, você vai sofrer algum tipo de privação. Ou vai ter de se privar de alguns alimentos, em certas quantidades, durante parte do tempo – mas não de todos

ARMADILHAS UNIVERSAIS: COMO TODOS NÓS SOMOS CAPTURADOS **183**

os alimentos o tempo todo –, ou vai ser privada de *tudo* o que está na sua lista de vantagens, inclusive do seu emprego. Qual privação seria maior?"

Catherine arregalou os olhos. "Poxa, não tinha pensado nisso dessa maneira. Perder o emprego seria *muito* pior que não poder terminar um prato de macarrão." Ela escreveu o seguinte lembrete:

> *De um jeito ou de outro, vou sofrer algum tipo de privação.*
> *Ou vou ter de me privar de alguns alimentos durante parte do tempo (mas não de todos os alimentos o tempo todo), ou vou ser privada de tudo o que está na minha lista de vantagens, inclusive do emprego. Qual das duas privações vou escolher?*

Também quis investigar a fundo a afirmação de Catherine de que "todo o mundo" comia hambúrguer. Enquanto ela continuasse dizendo a si mesma que "todos os outros" podiam comer assim, ela continuaria sentindo-se privada. Mas será que aquilo era verdade?

Quando lhe pedi que pensasse um pouquinho mais no assunto, ela percebeu que estava pensando nas refeições que fazia com os jovens da trupe. Ela deu risada quando se deu conta de que estava se comparando com homens de vinte e poucos anos, cujo metabolismo era muito mais rápido que o dela. Dizer que "todo o mundo" podia comer o que bem entendesse estava muito longe da verdade.

Pedi que ela me descrevesse o que as mulheres da sua idade e mais velhas comiam. "Omeletes de clara de ovo, frango, bolinhos de legumes, saladas, coisas desse tipo", ela disse. "Verdade, acho que elas realmente comem menos que os homens!"

"E o que isso lhe diz?", perguntei-lhe.

"Que não sou a única que tem de limitar minha alimentação", admitiu ela. "Acho que as outras mulheres também têm. Preciso de um lembrete."

> *Não posso comparar minha alimentação com a de um jovem (que não está tentando perder peso) porque não sou jovem nem sou homem. Preciso me lembrar de que minha alimentação é 100 por cento normal para mulheres da minha idade que têm o objetivo de perder peso.*

Para escapar à armadilha da privação

Você sempre imaginou que fazer dieta significa abandonar para sempre os alimentos que mais ama? Talvez isso explique, em parte, por que voltou a ganhar peso. Desta vez, concentre-se num plano alimentar que seja capaz de manter no longo prazo.

- Se estiver se sentindo privado, veja se não está sendo demasiadamente restritivo. É possível que a razão ou uma das razões pelas quais você tem essa sensação seja que realmente *está* se privando mais que o necessário. Esse grau de restrição pode levá-lo ao fracasso.

- Se de fato *estiver* sendo muito restritivo, procure incorporar alguns dos seus alimentos favoritos no seu plano alimentar diário. Embora talvez demore um pouco mais para perder peso, você vai apreciar mais as refeições e evitar a sensação de privação. Comerá de um jeito passível de ser mantido a longo prazo.

- Lembre-se de que existe um imenso espaço entre poder comer *tudo* o que você quer e não poder comer *nada* do que quer. É verdade que você terá de limitar a quantidade ou a frequência com que ingere certos tipos de alimentos. Porém, ou você terá de se privar de alguns alimentos durante parte do tempo (mas não de todos os alimentos o tempo todo) *ou* será privado das vantagens permanentes da sua lista, que poderiam melhorar toda a sua vida. Qual privação é maior?

- Lembre-se de que não existem "alimentos bons" e "alimentos ruins", mas simplesmente alimentos que você deve comer mais e outros que deve comer menos.

- Redefina o seu conceito de alimentação "normal". Veja se não está se comparando com pessoas cujo ritmo metabólico é muito mais rápido ou com pessoas que não estejam tentando perder peso.

Nº 3: A armadilha da falta de força de vontade

Você acredita que não é capaz de resistir a comer demais.

Havia meses que Catherine estava indo bem em sua dieta, mas um dia, no começo da nossa sessão por telefone, ela pareceu desanimada. Contou-me de uma experiência negativa que havia tido alguns dias atrás, no casamento de dois membros da sua trupe.

Embora tivesse decidido de antemão comer um pedaço do bolo de casamento, seu plano voou pela janela quando ela viu uma quantidade enorme de doces empilhados sobre as mesas. Acabou comendo vários doces e experimentando outros tantos.

"Foi difícil demais", ela disse. "Havia muitos doces com uma aparência ótima. Simplesmente não tive força de vontade. Não consegui resistir, foi impossível."

Catherine não havia sido derrotada pelas circunstâncias. Antes, havia cedido a pensamentos de sabotagem. Dizendo a si mesma que não tinha força de vontade, ela se dava uma desculpa para desistir de controlar sua alimentação.

Catherine e eu conversamos sobre a diferença entre o difícil e o impossível. "Talvez seja *difícil* resistir a um desejo momentâneo", expliquei, "mas com certeza não é impossível. Impossível é andar no teto, desafiar a gravidade – isso é impossível. Mas será que resistir a um desejo não está numa categoria completamente diferente?"

"Entendo o que você quer dizer", ela afirmou. "Porém, naquele momento parecia difícil demais." Ela tinha razão. Tinha sido difícil mesmo. Ela precisava se preparar melhor para a próxima vez.

Para alimentar sua confiança de que seria capaz de superar esses momentos difíceis, pedi a Catherine que me relatasse algumas coisas difíceis que havia realizado em sua vida. Ela me contou que uma das suas realizações maiores e mais difíceis tinha sido ser escalada para o espetáculo que estava apresentando agora. Tivera de fazer inúmeros testes e suportar longas horas de aulas de dança e ensaios.

Excelente exemplo. O que ela fizera de tão difícil em matéria de dieta? Ela se lembrou de que havia conseguido controlar a alimentação na turnê; havia resistido a comer em demasia os alimentos gostosos vendidos na praia, para onde fora no seu dia de folga na semana passada; e, pensando bem, havia dito "não" a uma quantidade imensa de guloseimas que os membros do elenco levavam para os ensaios e apresentações – rosquinhas recheadas, suspiro, caramelos cobertos de chocolate.

Pedi que ela pensasse nessas experiências. "Foi fácil exercer sua força de vontade nessas situações ou algumas delas foram difíceis?"

"Não, nem todas foram fáceis", ela admitiu.

"O que isso lhe diz sobre a sua capacidade de fazer coisas difíceis?"

"Acho que consigo."

"Você acha que consegue?"

Sua voz me disse que ela estava sorrindo. "Eu sei que consigo."

Sugeri que Catherine escrevesse sobre algumas dessas vitórias em seu diário. "E, quando você passou por essas situações sem ceder, como se sentiu depois?", perguntei-lhe. "Arrependeu-se de ter obedecido ao plano?"

"Não, de jeito nenhum. Nunca. Sempre me senti ótima e orgulhosa de mim mesma."

Catherine fez o seguinte lembrete para registrar essas importantes ideias:

> Há uma diferença entre as coisas difíceis e as coisas impossíveis. O simples fato de parecer difícil não comer algo não significa que isso seja impossível. Já fiz muitas coisas difíceis na vida e resisti a muitos desejos intensos. Nem sempre é fácil, mas *sempre* é gostoso e vale a pena.

Para escapar à armadilha da falta de força de vontade

Sempre é possível exercer a força de vontade em qualquer situação, pois comer não é algo automático. Se você cede, sempre é porque foi sobrepujado por algum pensamento de sabotagem – e não porque a situação era realmente impossível de ser administrada. Se estiver preparado e tiver um plano, será muito maior a probabilidade de você conseguir exercer sua força de vontade até nas situações mais difíceis.

- Repare no tipo de coisa que diz a si mesmo. Se diz que é "impossível resistir" a certos alimentos ou que você "não tem força de vontade", lembre-se de que essas frases simplesmente lhe fornecem uma desculpa para comer à vontade. Lembre-se da diferença entre as coisas difíceis (ou dificílimas) e as verdadeiramente impossíveis.

- Faça uma lista das coisas difíceis que você já fez na vida – criar filhos, formar-se na faculdade, obter uma promoção no emprego, aprender um esporte. Todos esses empreendimentos exigiram esforço e determinação contínuos. Foram difíceis, mas você conseguiu. Depois, faça uma lista das experiências difíceis que você teve na dieta, mas que conseguiu superar. Lembre-se de que, embora seja difícil, você é capaz de exercer sua força de vontade e resistir – e, sempre que faz isso, não se arrepende depois que a tentação passa.

Nº 4: A armadilha da sensação de estar sobrecarregado

Você se cansa de se concentrar em perder peso e de se esforçar para isso.

Linda esteve acima do peso quase a vida inteira. Quando me consultou pela primeira vez, pesava pouco menos de 140 kg. Seu peso estava afetando profundamente sua vida e sua saúde. Ela era pré-diabética, tinha pressão alta e tomava um sem-número de remédios para ajudá-la a conviver com problemas de saúde que, segundo o médico, eram imensamente exacerbados pelo excesso de peso. Linda também cuidava da mãe idosa, que tinha dificuldade para se movimentar. Aliás, ambas tinham.

Enquanto Linda e eu trabalhávamos as habilidades iniciais, ela estava bastante comprometida e se saiu muito bem. Trabalhava diariamente e com todo o zelo as estratégias fundamentais.

Nos primeiros meses, Linda se encantou ao ver que estava perdendo peso continuamente. Ainda tinha muito o que caminhar, mas sentia que estava conseguindo controlar sua alimentação pela primeira vez na vida. No entanto, a certa altura sua mãe machucou o braço, e Linda teve, de repente, de dispensar mais cuidados à mãe do que costumava fazer.

"Tenho muita coisa em que pensar agora", disse-me. "A situação da minha mãe está muito difícil e confesso que estou cansada em ter de pensar em alimentação. Estou cansada de fazer escolhas saudáveis o tempo todo e estou cansada de ter de trabalhar nisso."

Muita gente que tenta perder peso passa por uma situação semelhante: sente-se sobrecarregada por ter de se esforçar para comer de maneira saudável. Essas pessoas geralmente têm pensamentos de sabotagem do seguinte tipo: "Estou cansado de ter de trabalhar nisso" ou "Simplesmente não quero ter de pensar nesse assunto agora".

Eu disse a Linda que lamentava pelo fato de ela estar passando por uma situação tão complicada. Eu entendia que o processo de perder peso às vezes parece um fardo imenso que temos de levar nas costas, além de todos os outros que já carregamos, e que não queremos ter de pensar nisso. Mas a verdade é que, de um jeito ou de outro, ela teria de levar um fardo. Pedi a Linda que pensasse nos outros fardos que estava carregando. Não era difícil, com o peso que ela agora tinha, ter de

- ajudar a mãe nas tarefas domésticas?

- subir e descer escadas?

- preocupar-se com seu peso e sentir-se mal por causa disso?

- ir a inúmeras consultas médicas?

- lidar com o custo e os efeitos colaterais dos medicamentos – tudo isso por causa do excesso de peso?

Concordamos em que fazer dieta também é uma sobrecarga. Não há dúvida quanto a isso, pois a dieta também exige energia e reflexão. Porém, ela tem consequências excelentes. Linda escreveu o seguinte lembrete:

ARMADILHAS UNIVERSAIS: COMO TODOS NÓS SOMOS CAPTURADOS

> *De um jeito ou de outro terei de levar um fardo pesado. Ou terei de levar o fardo de me esforçar para comer de maneira saudável ou terei de levar o fardo (físico, mental, emocional e financeiro) do excesso de peso. Pelo menos, quando trabalho na alimentação saudável, obtenho muitos benefícios positivos como resultado.*

Tendo essas ideias firmes na mente, Linda conseguiu se manter na linha. "Ainda bem que não desisti", disse-me na semana seguinte. "Embora às vezes seja difícil, perder peso vale muito a pena."

Para escapar à armadilha da sensação de estar sobrecarregado

Não há como negar: é preciso um grande investimento de tempo e energia para perder peso. Às vezes nos sentimos imensamente sobrecarregados. Porém, a concentração nos efeitos da perda de peso – e não no quanto ela é difícil – o ajudará a sobreviver aos momentos difíceis.

- Ponha por escrito todos os modos pelos quais o excesso de peso o sobrecarrega. Pense em como ele afeta sua saúde, suas capacidades físicas, seu pensamento, seu estado de humor, seus sentimentos sobre você mesmo e sua autoconfiança.

- Lembre-se de que você terá de levar um fardo de um jeito ou de outro. Ou terá de levar o fardo do excesso de peso e de todas as suas consequências ou terá de levar o fardo de se esforçar para comer de forma saudável.

- Reconheça que o excesso de peso (que é uma sobrecarga constante em sua vida) traz consequências realmente negativas, ao passo que a concentração em perder peso (que é uma sobrecarga intermitente) traz consequências bem-vindas.

Nº 5: A armadilha do "pouco me importo"

Sentimentos momentâneos de apatia minam a sua motivação.

Fazia dois meses que eu trabalhava com Kayla, assistente de pesquisas numa universidade local, quando ela me contou que estava tendo problemas, naquela semana, para praticar as estratégias fundamentais. Sentia-se sem energia. "Não sei por quê", disse. "Estava motivada até uns poucos dias atrás. Não sei o que aconteceu."

Kayla havia perdido o fio da meada havia alguns dias. Dormiu até tarde, não leu a lista de vantagens e os lembretes pela manhã e não tomou o café da manhã. Estava faminta na hora do almoço e comeu um *burrito* inteiro com batatas fritas a toda pressa. Poucas horas depois do almoço, comprou mais batatas fritas na máquina que havia no saguão – embora tivesse em sua escrivaninha uma maçã que havia planejado comer. "Acho que, depois disso, desisti", disse ela, encolhendo os ombros. "Comi demais o resto do dia." E a mesma coisa aconteceu no dia seguinte.

"Tudo bem", eu disse. "Você dormiu demais. Esqueceu de ler os lembretes ou foi algum pensamento de sabotagem que a impediu?"

"Realmente esqueci", disse ela. "E depois esqueci de colocá-los na bolsa para ler no trabalho."

Neste caso, Kayla e eu concordamos que o esquecimento tinha sido apenas um problema prático. Ela só precisava fazer uma cópia da lista de vantagens e dos lembretes e deixá-los na bolsa. Porém, as coisas tinham piorado na hora do almoço.

"Você se esqueceu de comer devagar e prestando atenção? Ou teve pensamentos de sabotagem?", perguntei.

"Na verdade, não esqueci", ela admitiu. "Pensei: 'Estou faminta. Sei que devo comer devagar, mas não me importo.'" E assim ela identificou um importantíssimo pensamento de sabotagem. Quando comeu as batatas fritas e em muitas outras ocasiões nos dias seguintes, ela continuou pensando: "Não me importo."

"Agora que a situação passou e você já comeu demais, ainda não se importa."

"Não. Eu me importo, sim", disse, arrependida.

"Por quê?"

"Porque realmente quero perder peso!", exclamou. "E porque, quando como demais, regrido. Não só como calorias a mais, mas também sei que estou fortalecendo minha musculatura de desistência."

Estava claro que, depois do acontecido, Kayla se importava, sim. Seria importante que ela se lembrasse disso no futuro: os momentos em que ela não se

ARMADILHAS UNIVERSAIS: COMO TODOS NÓS SOMOS CAPTURADOS **191**

importa são fugazes e temporários, e depois ela *sempre* vai voltar a se importar, pois perder peso é importante para ela. Kayla escreveu o seguinte lembrete:

> *Na próxima vez em que pensar "Vou comer isto porque não me importo", devo me lembrar de que, embora talvez seja verdade que naquele momento eu não me importe, é certeza absoluta que depois vou me importar — por isso, não posso deixar que aquele único momento de "pouco me importo" determine minhas ações.*

Quando as pessoas que fazem dieta pensam "Pouco me importo", isso é verdade – naquele momento. Mas será mesmo? Pedi a Kayla que se lembrasse do momento exato em que estava diante da máquina que vendia batatinhas fritas.

"Você disse que comeu batatinhas em vez da maçã que tinha levado porque estava pensando: 'Sei que não deveria comprar estas batatinhas, mas pouco me importo.' Correto?"

"Correto", confirmou ela.

"Lembre-se daquele momento. O que você acha que queria mais naquele instante – perder peso ou comer as batatinhas?"

"Acho que queria comer as batatinhas. Pouco me importava. Queria aquelas batatinhas e ia comê-las de qualquer jeito."

"Tudo bem, vamos fazer uma brincadeirinha", eu disse. "Digamos que, no exato instante em que você estava diante da máquina, aparecesse um Gênio da Lâmpada e lhe dissesse que você poderia, instantaneamente, perder peso ou comer as batatinhas. Qual dos dois você escolheria?" É claro que Kayla escolheu perder peso. "Então, o que isso lhe diz sobre a ideia de que, naquele momento, você não se importava nem um pouco com perder peso?", perguntei.

"Pelo jeito eu me importava, sim. Se não me importasse, teria escolhido as batatinhas mesmo que aparecesse um gênio."

Kayla escreveu o seguinte lembrete:

> *Mesmo quando digo a mim mesma que pouco me importa perder peso, a verdade é que me importo, sim. Eu sempre preferiria perder peso a comer qualquer coisa que estivesse na minha frente.*

Para escapar à armadilha do "pouco me importo"

A comida é uma tentação poderosa e às vezes temos a impressão de que simplesmente nos falta a energia para manter a dieta. É nesse momento que fingimos que não nos importamos com as consequências de sair do plano. Mas a verdade óbvia é que nós nos importamos, sim.

- Pense em todas as vezes em que você caiu na armadilha do "pouco me importo". Como se sentiu depois? Como se sente agora?

- Lembre-se de que a sensação do "pouco me importo" *sempre* passa, mas as razões pelas quais você quer perder peso serão sempre importantes.

- Admita que, embora você talvez não se importe naquele momento, não é verdade que depois não vai se importar. Mas também verifique se existe mesmo algum momento em que você *realmente* não se importa. Se o Gênio da Lâmpada aparecesse para você a qualquer momento, o que você escolheria? Perder peso ou comer um determinado alimento?

Crie planos de fuga para as armadilhas psicológicas

As armadilhas psicológicas deste capítulo assediam praticamente todas as pessoas que fazem dieta. É normal que você se sinta desanimado, sobrecarregado, privado, desmotivado ou apático de tempos em tempos. Para não ser

ARMADILHAS UNIVERSAIS: COMO TODOS NÓS SOMOS CAPTURADOS **193**

pego de surpresa por esses estados mentais negativos e temporários, prepare-
-se e crie seus próprios planos de fuga.

❶ Identifique uma situação futura em que possa surgir uma armadilha psicológica.

❷ Registre seus pensamentos de sabotagem.

❸ Escreva uma resposta convincente para cada pensamento de sabotagem.

❹ Desenvolva uma lista de estratégias.

❺ Recapitule e revise com frequência seu plano de fuga.

Tome como exemplo o plano de fuga a seguir para criar os seus.

Plano de fuga: armadilhas psicológicas		
Situação nº 1: Estou muito desanimado. Parece que a semana inteira foi difícil.		
Pensamentos de sabotagem	**Lembretes**	**Estratégias**
A semana inteira foi difícil. Não deveria ser tão difícil. Não vou conseguir continuar. No passado, não consegui continuar. Não vale a pena continuar tentando. Mesmo que eu consiga resistir agora, no futuro não vou conseguir.	Na verdade, não foi a semana inteira que foi difícil. Foram apenas umas sete horas. É normal que fazer dieta fique difícil de vez em quando. Isso acontece com todo o mundo. Lembra-se de quando era mais difícil ainda? É mais fácil hoje que há um ano. E será ainda mais fácil daqui a um ano se eu continuar praticando minhas habilidades e não desistir. Estou simplesmente inventando uma desculpa porque não estou com vontade de fazer esforço agora. A verdade é que vou conseguir continuar neste exato instante. Agora sei fazer dieta. No passado, não sabia. Vale a pena, sim, para obter as vantagens que estão na minha lista. Embora eu saiba que haverá momentos difíceis no futuro, fazer dieta vai ficar cada vez mais fácil à medida que eu for praticando minhas habilidades. Daqui a alguns meses, minhas habilidades e minha musculatura de resistência estarão mais fortes do que estão hoje.	Escrever o quão importante é cada vantagem da minha lista de vantagens. Ler minha lista de vantagens três vezes ao longo do dia. Contar quantas horas foram realmente difíceis esta semana e quantas não foram. Listar as estratégias fundamentais que já aprendi. Elogiar duplamente a mim mesmo por ter conseguido manter a linha num momento difícil. Reler as memórias de momentos de vitória que anotei no diário e lembrar como é gostoso me ater ao plano. Voltar minha atenção para o agora. Com certeza vou conseguir observar o plano hoje.

Refletir e tornar a se comprometer: por que quero escapar desta armadilha

Você tem uma escolha: pode continuar deixando que essas questões psicológicas o impeçam de seguir em frente ou pode usar as estratégias deste capítulo para rebater os pensamentos de sabotagem.

- Caso se sinta desanimado, lembre-se das horas fáceis da semana e concentre-se unicamente em fazer o que precisa fazer hoje.

- Caso tenha sensação de privação, pense em qual das duas privações você escolheria – ser privado de alguns alimentos ou ser privado de *todos* os benefícios da perda de peso.

- Caso se sinta sobrecarregado, pergunte qual fardo você prefere levar – o fardo de controlar a alimentação (mas pense nas vantagens!) ou os muitos fardos do excesso de peso.

- Caso sinta que tem pouca força de vontade, lembre-se de como foi capaz de perseverar no passado para alcançar objetivos importantes.

- Caso se sinta apático, lembre-se de que daqui a pouquinho você vai se importar, sim, com as consequências de comer demais.

O trabalho que você faz para escapar às armadilhas psicológicas o ajudará a sobreviver aos momentos difíceis e a manter uma motivação constante. Reserve alguns minutos para escrever um último lembrete resumindo as motivações que você tem para mudar agora e continuar mudando.

Capítulo 10

Armadilhas de sair da linha

Quase todas as pessoas que fazem dieta e têm dificuldades para perder ou manter o peso têm um tipo específico de pensamento de sabotagem que lhes ocorre depois de comer algo que não faz parte do plano, algo parecido com: "Já era. O melhor é eu desistir por hoje, comer o que eu quiser e recomeçar amanhã."

Mas pense: e se a cada vez em que cometeu um erro no passado você tivesse se recuperado imediatamente e voltado à linha? E se tivesse automaticamente dito a si mesmo "Vamos em frente" e continuado a comer de forma normal e controlada? Não estaria muito melhor agora?

Os erros podem desviá-lo por alguns dias, semanas ou até mesmo anos, mas isso não precisa acontecer. Assim que você aprender a ver um erro como ele de fato é – não como uma permissão para perder totalmente o controle sobre a alimentação –, ficará muito mais fácil retomar o controle.

É provável que você veja de forma diferente o ato de cometer erros em outros assuntos. Lembre-se de qualquer outro projeto que você iniciou – talvez algum esporte, um *hobby* ou um desafio no trabalho. Você tinha a expectativa de que tudo ficasse perfeito instantaneamente? Por acaso perdeu a esperança e desistiu logo depois do primeiro erro? Cometer erros faz parte do processo de aprendizado. Esperamos que você tenha dito a si mesmo: "Que pena, cometi um erro. Era de se esperar. Então, vou descobrir o jeito certo de fazer." E seguiu em frente.

Mas o que acontece quando você comete um erro na dieta? Se é como a maioria dos praticantes de dieta crônicos, provavelmente é muito rigoroso consigo mesmo. Você se penitencia, chama-se de preguiçoso ou de fraco. Até mesmo depois de comer um mero biscoito não planejado, é possível que diga a si mesmo: "Poxa, dei mancada – agora que se dane, vou desistir pelo resto do dia." Esse pensamento de sabotagem garante que você continue cometendo erros alimentares, um após o outro. Em vez disso, você precisa aprender a se levantar, analisar cuidadosamente o motivo de o erro ter acontecido e ver o que fará e dirá de forma diferente da próxima vez.

O erro alimentar *inicial* não é a verdadeira armadilha aqui. A armadilha é o que vem *depois*.

Nº 1: A armadilha do "já era"

Você diz a si mesmo que voltará ao plano amanhã.

Jeffrey nunca teve nenhum problema de peso até chegar aos 35 anos, quando se casou e começou a levar uma vida mais sedentária. Quando me procurou, estava muito mais pesado do que dez anos atrás, apesar de muitas tentativas de perder peso. Sempre se saía bem por algumas semanas ou mesmo meses, mas então "algo" inevitavelmente acontecia, ele saía da linha, perdia as esperanças e abandonava o esforço de emagrecimento, tudo de uma vez.

Jeffrey descreveu uma situação problemática típica. Havia alguns meses, quando estava novamente tentando cortar a quantidade de alimento que ingeria, ele estava na casa de um amigo assistindo a um jogo de futebol. Havia uma grande variedade de comidas, e ele se sentiu tentado pela pizza e pelas asas de frango. Logo acabou comendo demais. Uma vez que havia "quebrado" a sua dieta, ele continuou comendo demais, dizendo a si mesmo: "Já era por hoje. Agora vou continuar comendo e recomeçar amanhã."

Por acaso ele voltou à dieta no dia seguinte? Ele riu pesarosamente: "Não, não voltei. Foi meio que um vaivém por um tempo. Todo dia prometia a mim mesmo que seria 'bonzinho', mas levava um bom tempo para retomar o controle." Jeffrey me contou o quão desencorajado e decepcionado ele foi ficando consigo mesmo dia após dia.

A parte interessante do pensamento "já era" é que não há praticamente nenhum outro aspecto da vida em que achamos que, quando erramos, a melhor coisa é continuar errando. Reflita sobre essas "analogias de erro" e veja o quão irracionais elas são. Imaginemos que você estava descendo um lance de escadas, tropeçou e caiu alguns degraus. Por acaso você pensaria "Agora já era mesmo!" e se jogaria escada abaixo? Ou imagine que você esteja dirigindo na estrada e perca uma saída. Você pensaria "Bem, agora já era!" e continuaria dirigindo por mais cinco horas na direção errada? É claro que não. Mudaria imediatamente de rumo para evitar mais consequências negativas. Quando Jeffrey viu os seus erros desse ponto de vista, percebeu o quão ilógico era continuar errando na dieta. Escreveu um lembrete:

> *Quando cometer um erro na dieta, lembre-se de que não faz sentido continuar cometendo ainda mais erros. Da mesma forma que eu nunca pensaria em me jogar da escada depois de tropeçar, não deveria pensar em continuar comendo fora do planejado.*

Quando aprende a se controlar depois de um erro inicial, você se sai melhor do que se parasse depois de dois erros. E obviamente dois erros são melhores do que três, porque cada vez que comete um erro subsequente você fortalece o seu músculo de resistência aquele tantinho a mais. E as calorias não param de subir. Cada erro extra dificulta ainda mais a perda de peso.

Esse conceito fez sentido para Jeffrey. "Acho que vim agindo segundo a ideia de que, se o estrago já estava feito, eu podia continuar comendo de qualquer forma", disse ele. "Quando estava assistindo ao jogo naquele dia, seria muito melhor se eu tivesse limitado o meu erro a somente um pedaço extra de pizza."

"Certo! Ou, para ver a situação de um ponto de vista mais positivo, você cometeu um erro, mas pode evitar o consumo de muitas calorias – e começar a fortalecer a sua musculatura de resistência – no momento que você percebe e para."

Jeffrey fez o seguinte lembrete:

> *Não existe essa de perder o dia. Cada bocado que eu como tem calorias a mais. Quanto mais calorias eu ingiro, mais eu engordo. Voltar à linha a qualquer momento sempre será melhor do que esperar mesmo mais um segundo.*

Você pode dar duro para evitar erros, mas não pode eliminá-los de uma vez por todas. Os erros acontecem. Eles fazem parte da vida – e *certamente* fazem parte da dieta. Assim que cometer um erro, você pode se culpar e perder as esperanças. Ou pode *aprender* com o seu erro para evitar cometê-lo novamente no futuro.

A "técnica das três perguntas" pode ajudar. Sempre que cometer um erro, pare e se pergunte:

❶ **Qual era a situação? O que aconteceu?**

❷ **Quais pensamentos de sabotagem eu tive?**

❸ **O que posso dizer e/ou fazer de forma diferente da próxima vez?**

Então crie lembretes baseados nas suas respostas à terceira pergunta.

Jeffrey respondeu a essas perguntas em relação a uma outra ocasião (uma festa na casa do vizinho) em que saiu da linha.

❶ **Qual era a situação? O que aconteceu?**
Eu estava me divertindo muito. Havia muita comida boa que estava me

ARMADILHAS UNIVERSAIS: COMO TODOS NÓS SOMOS CAPTURADOS   **199**

tentando. Eu não havia planejado o quanto ia comer antes de entrar na festa, de modo que acabei comendo muitas torradas com queijo, salgadinhos com molho e biscoitos.

❷ Quais pensamentos de sabotagem eu tive?

Esta comida está bonita. Não tem problema comer, todo mundo está comendo.

❸ O que posso dizer e/ou fazer de forma diferente da próxima vez?

- *Preciso de um plano antes de ir. A falta de plano sempre me prejudica.*
- *O meu corpo não liga para o que todos ao meu redor estão comendo. Não tem conversa: se eu comer demais, vou engordar.*

Quando Jeffrey veio me ver na semana seguinte, me contou sobre a sua tarde de domingo. Estava assistindo a um jogo de futebol num bar com alguns amigos. "Fiz um plano antes de ir, mas me distraí com o jogo. Acabei começando a comer demais, e aquele velho pensamento me veio à mente – a ideia de que 'já era'" – ele me contou. "Mas então me lembrei da imagem de me jogar da escada e fui capaz de me conter. Parei de comer. Na verdade, não comi mais nada durante todo o jogo."

Jeffrey se sentiu orgulhoso de ter conseguido retomar o controle. Ele sabia que, se continuasse comendo, se sentiria estufado, enjoado e bravo consigo mesmo. Graças ao fato de ter voltado à linha, foi capaz de aproveitar o resto do jogo e do dia sem se sentir culpado por ter comido. Disse: "Com certeza eu *desci* o resto das escadas, sem me jogar."

Para escapar à armadilha do "já era"

Descobrimos que as pessoas que nunca tiveram problemas de peso e nunca tiveram dificuldade para emagrecer aceitam os erros alimentares sem se torturar por causa deles. "Quem dera eu não tivesse comido tantos salgadinhos com molho. Mas tudo bem, agora já passou", eles diriam. E fica por isso mesmo. Nada de recriminações nem de comilança descontrolada subsequente. Na verdade, essas pessoas naturalmente comem um pouco menos no restante do dia, sem pensar muito no assunto, porque simplesmente não estão com fome. Não se deixam arrastar pelos erros alimentares.

Essa é a maneira de pensar que você precisa adotar para não cair nas garras dos pensamentos de sabotagem que o levam a cometer erro após erro.

- Lembre-se de que em nenhum outro aspecto da sua vida você acharia que faz sentido cometer um erro depois de outro.

- Encontre você mesmo algumas outras "analogias de erro". (Veja estas para ganhar inspiração: se você quebrasse um prato, por acaso iria para a cozinha e quebraria todo o resto? Se estivesse fazendo uma omelete com três ovos e deixasse um deles cair, por acaso jogaria o resto dos ovos no chão?) Visualize aquela que mais lhe toca.

- Tenha em mente que não existe a ideia de "perder o dia", pois cada bocado que você come significa que o seu corpo está recebendo mais calorias e ganhando mais peso. Cada bocadinho importa.

- Pare no primeiro erro. Leia imediatamente a sua lista de vantagens e os lembretes pertinentes para voltar à linha logo em seguida.

- Use a técnica das três perguntas sempre que cometer um erro, a fim de estar mais bem preparado na próxima vez. Crie uma lista ou um lembrete para não cometer o mesmo erro novamente.

Nº 2: A armadilha da autocrítica

Você se culpa e se penitencia por ter cometido um erro.

Marisa, uma das corretoras mais jovens na imobiliária, se descreve como alguém que "corre atrás". Ela obteve muitas conquistas, mas sempre trabalhou duro e sempre foi severa consigo mesma. Marisa foi criada numa família de sucesso que tinha padrões rigorosos de desempenho e comportamento, o que a levou a esforçar-se no trabalho e subir na carreira. Contudo, isso teve um preço. "Eu me sinto muito mal comigo mesma", me disse ela na nossa primeira consulta. "Tenho 32 anos e estou com 27 kg acima do peso normal." Marisa sempre se penitenciava por causa do peso. "É frustrante", disse ela. "Sou capaz de tanta disciplina nas outras áreas da vida, mas não consigo ter sucesso na dieta."

Eu sabia o que ela não sabia: se ela não conseguia emagrecer e não voltar a engordar, era porque nunca havia aprendido a fazer isso. Marisa não havia considerado a possibilidade de não ter o conhecimento necessário para se sair bem porque, suspeito eu, pensava que fazer dieta era coisa fácil, brincadeira de criança. A seu ver, bastava trabalhar duro nesse objetivo para ter sucesso, da mesma forma como pensava ter feito com a sua carreira.

"Quando estava estudando para trabalhar com imóveis", perguntei-lhe, "você simplesmente fez a prova? Ou fez um curso e estudou? Aprendeu a ava-

ARMADILHAS UNIVERSAIS: COMO TODOS NÓS SOMOS CAPTURADOS **201**

liar o preço das casas e a avaliar os riscos e benefícios de certos negócios – ou foi tudo intuitivo?"

"Tive que estudar bastante", disse ela. "Fiz cursos e aprendi bastante sobre hipotecas, escrituras e leis, e fiz estágio com três outros funcionários da empresa. Tive que fazer o exame de licenciamento. Realmente me esforcei bastante."

"E se você não tivesse feito tudo isso?", perguntei.

"Bom, é claro que teria sido reprovada."

Também precisamos aprender a perder peso, mas Marisa tinha dificuldade para aceitar por completo essa ideia. Como muitos praticantes de dieta, ela achava que não havia o que aprender. Somente tinha que comer menos. Por isso, se repreendia toda vez que comia algo que não deveria. "Tipo ontem", disse ela. "Comi demais no almoço do trabalho. Depois, me senti fraca, com nojo de mim mesma."

Perguntei-lhe: "Quando você comete um erro e começa a se culpar, o que acontece com o seu humor?"

"Eu me sinto pior."

"E, quando o seu humor piora, fica mais fácil ou mais difícil voltar à linha?"

"Muito mais difícil", ela disse, suspirando forte. "Foi isso que aconteceu ontem."

O fato é que, quando você comete um erro, a pior coisa que pode fazer é se repreender. O único resultado da autocrítica é levá-lo a perder ainda mais a esperança e a autoconfiança, além de diminuir a probabilidade de você retomar imediatamente o controle. Se você tem um padrão tão rigoroso quanto o de Marisa – "Minha dieta tem de ser perfeita" –, os erros ficam muito dolorosos. Mas esses erros são uma parte inevitável de qualquer processo de aprendizado.

Pedi a Marisa que se recordasse de quando aprendera a jogar tênis, seu esporte favorito. Por acaso ela cometera algum erro? "Ah, errei muito no começo", disse. "Joguei muitas bolas na rede ou fora da quadra." Quando lhe perguntei como ela melhorara no jogo, disse que continuou tendo aulas e praticando. "O que você acha que teria acontecido se, a cada vez que errasse, você se repreendesse e dissesse a si mesma que não era boa no tênis?"

"Eu me sentiria muito mal. Provavelmente teria desistido."

"Mas você não desistiu", respondi. "Então, o que você esperava do processo de aprender a jogar tênis?"

"Sabia que não me daria muito bem no começo, mas iria melhorar. E melhorei. É claro que ainda erro, mas não tanto."

Eu sorri. Era *exatamente* essa atitude que ela precisava adotar na dieta.

Enquanto seguir a regra impossível de "não posso jamais errar na dieta", você continuará criticando a si mesmo, se sentindo mal e correndo o risco de desistir. Mas não há necessidade! Do mesmo jeito que Marisa praticou e conseguiu jogar tênis cada vez melhor, ela também poderia ficar cada vez melhor na prática da dieta – só precisava continuar "tendo aulas" e praticando. E precisava reconhecer que, sem dúvida, *iria* cometer erros durante a jornada, erros que não mereciam tamanha crítica. Para ajudar a manter essa ideia na mente, Marisa criou um lembrete:

Aprender a fazer dieta é como aprender a jogar tênis. Vou cometer erros, mas isso faz parte do processo de aprendizado. Enquanto eu mantiver as minhas expectativas num grau razoável e continuar praticando, vou ficar cada vez melhor. A autorrepreensão é só um obstáculo.

Quando Marisa voltou a me consultar na semana seguinte, disse que, embora o lembrete a tivesse ajudado, ela recaíra no velho hábito de se criticar quando comeu mais do que havia planejado num jantar dois dias antes.

"Eu me senti fraca e boba", me contou ela, "e não fui capaz de retomar o controle desde então. Foi uma péssima semana." Ela se sentia muito mal. Sua confiança estava bastante abalada.

Eu sabia que Marisa tinha tendência à autocrítica e ao radicalismo no que dizia respeito a erros, então percebi que era muito possível que ela tivesse se saído melhor do que imaginava. Se ela estivesse prestando atenção somente nos erros, provavelmente estaria vendo a semana de maneira distorcida.

ARMADILHAS UNIVERSAIS: COMO TODOS NÓS SOMOS CAPTURADOS   **203**

Cuidadosamente, perguntei a Marisa se, mesmo tendo cometido alguns erros durante a semana, ela havia conseguido fazer algumas coisas direito. O que perguntei foi:

- "Em algum dia você tomou o café da manhã sentada, devagar e prestando atenção?"

- "Em algum dia você almoçou sentada, devagar e prestando atenção?"

- "E o jantar e os lanches?"

- "Você venceu algum desejo alimentar?"

- "Em alguma situação você se sentiu tentada a comer por estar estressada ou entediada, mas acabou não comendo?"

- "Você leu a sua lista de vantagens e os seus lembretes?"

Com esse questionário detalhado, surgiu uma imagem muito diferente da semana de Marisa. Ela percebeu que havia praticado muitas das suas habilidades de dieta. Mas tinha prestado atenção somente nos erros e não elogiara a si mesma por tudo o que estava fazendo corretamente.

"Um ou dois erros de forma alguma desfazem tudo de bom que você fez durante o dia", disse-lhe. "O que você acha que aconteceria se prestasse mais atenção nas coisas que faz direito?"

"Acho que teria uma visão mais equilibrada. Talvez não criticasse tanto a mim mesma", disse ela, pensativa. "Você está certa. Acho que presto muita atenção nos meus erros. Mas é muito difícil não prestar!"

"E se a sua melhor amiga lhe dissesse: 'Não acredito que esqueci o celular em casa. A minha agenda do dia todo está ali. Não acredito que fiz isso. Que idiotice e que fraqueza da minha parte.' O que você diria a ela?"

"Diria que isso não faz sentido. Ela é humana. É natural que cometa erros. Talvez ela precise de um esquema melhor para se lembrar das coisas. E eu falaria das centenas e centenas de vezes em que ela não esqueceu o celular."

"Exatamente!", disse eu. E pode ser que Marisa precisasse de um esquema melhor para se lembrar das coisas também. Ela achou que o seguinte lembrete poderia ajudar:

> *Se eu começar a achar que a semana foi ruim, devo perguntar a mim mesma: será que essa é uma visão válida do que está acontecendo? O que ainda estou fazendo direito? Lembre-se de que alguns erros não desfazem aquilo de bom que você fez.*

E Marisa decidiu, pelo menos por enquanto, fazer uma mensagem aparecer no seu celular três vezes ao dia:

Talvez eu cometa um erro hoje, e, se cometer, isso não significa que eu seja fraca ou que não tenha mais esperanças. Não pensaria isso sobre Jamie se ela cometesse um erro.

Ao pôr em prática essas novas ideias, Marisa finalmente foi capaz de começar a se elogiar por praticar suas habilidades e se comportar positivamente na alimentação. Com o tempo, ela se tornou menos autocrítica não somente em relação a seus erros alimentares, mas também em outros aspectos da vida.

Para escapar à armadilha da autocrítica

A autocrítica não beneficia ninguém na dieta. Só produz desencorajamento e acaba com a sua confiança. Além disso, a autocrítica costuma ser infundada, resultado de uma perspectiva fora da realidade.

- Pense no seguinte: quando estava aprendendo a tocar um instrumento ou a praticar algum esporte, você cometeu algum erro? O que teria acontecido se você se repreendesse duramente toda vez que errasse?

- Exclua a palavra *trapacear* do seu vocabulário, no mínimo no que se refere à alimentação. "Trapacear" na dieta indica que você fez algo moralmente errado. Mas você não fez! Você somente cometeu um erro.

- Fique alerta ao usar as expressões "deve", "tem de" e "não posso jamais": "A minha alimentação tem de ser perfeita." "Não posso jamais cometer um erro." Regras como estas, no fim das contas, representam becos sem saída, pois são impossíveis de seguir.

- Lembre-se de que a questão não é *se* você vai cometer um erro ou não, mas *quando* vai cometer. Aceite a sua imperfeição e vá em frente. Volte a sua atenção para alguma outra coisa.

- Faça uma lista das estratégias fundamentais que você praticou, mesmo quando acha que a semana foi ruim. Principalmente, não se esqueça de se elogiar.

- Procure ver a situação de forma realista e não dar muita atenção àquilo que acha que não fez direito.

- Lembre-se de que você não repreenderia os seus amigos por cometerem um erro; por isso, tampouco deve se repreender. Você é tão humano quanto eles.

Nº 3: A armadilha da supercompensação

Você comete um erro e decide que não vai comer mais nada pelo resto do dia.

Brianna, estudante e auxiliar de escritório, sempre caía nesta armadilha. Foi a um almoço na casa de uma amiga num sábado e caiu de costas quando viu o tanto de comida que foi servido. Comeu "um tantão" e, quando saiu do almoço, se sentiu culpada.

Perguntei a Brianna o que aconteceu logo depois. Ela respondeu: "Cheguei em casa lá pelas 15h. Achei que, por ter comido demais, não deveria comer mais nada pelo resto do dia para compensar. Mas lá pelas 19h, comecei a ficar com muita fome. Acabei pedindo comida chinesa e comi demais. Foi péssimo."

É possível que você também já tenha passado por essa experiência. Come demais e então decide comer pouco pelo resto do dia. Mas chega uma hora em que fica com fome. Quando se promete que vai compensar seus erros de forma demasiado restritiva, acaba ficando um pouco ansioso e pensa: "Está difícil demais aguentar a fome. Já comi demais hoje, então que se dane." Pensando assim, pode ser que acabe comendo muito mais do que se tivesse decidido continuar comendo normalmente, ou quase normalmente, pelo resto do dia.

Decidir não comer mais nada é uma forma de punição. Você não merece punição por ter cometido um erro. Além disso, jejuar não funciona: quem faz isso acaba comendo demais no fim do dia. É melhor modificar em algum grau a sua alimentação do que planejar não comer mais nada.

Discuti esta estratégia mais clemente – e mais prática – com Brianna. Concordamos que pular o lanche da tarde e comer um jantar um pouco menor que o normal teria sido mais razoável. Ela decidiu implementar esse plano caso se visse na mesma situação no futuro.

"Mas e se eu cometer um erro menor?", perguntou ela. "Se, por exemplo, eu comer minha guloseima no meio da tarde em vez de esperar até a noite?" Depois de conversarmos um pouco, Brianna decidiu que, nessa circunstância, não comeria a guloseima à noite e a substituiria por um pedaço de fruta. "Desse jeito, não vou estar me punindo. Simplesmente vou considerar que já comi a guloseima daquele dia."

Brianna escreveu o seguinte lembrete:

> *Quando cometer um erro, não planeje não comer mais. Isso não funciona. Não mereço punição por ter cometido um simples erro.*

Então ela criou uma lista.

> ## Se eu comer demais
>
> 1. Se eu cometer um erro pequeno, devo comer normalmente o resto do dia.
>
> 2. Se comer a guloseima da noite durante a tarde, devo substituí-la à noite por um pedaço de fruta.
>
> 3. Se cometer um erro moderado, como o fiz no *brunch* da Jane, devo pular o lanche da tarde mas jantar normalmente.
>
> 4. Se cometer um erro grave, devo pular o lanche da tarde e comer um jantar um pouco menor que o normal.

Para escapar à armadilha da supercompensação

Olhe bem para a sua história de dieta. Você tenta jejuar por completo ou limitar de modo severo a sua ingestão de alimentos depois de comer demais? Isso funcionou bem? Se não funcionou bem para você, é hora de mudar.

- Crie uma lista do que fazer se comer demais. Não peque por excesso em matéria de restrição alimentar (lembre-se de que isso não funciona!). Se já comeu bastante, decida comer um jantar menor ou deixar de lado a sobremesa da noite.

- Cuidado com pensamentos de sabotagem que possam prejudicar a implementação do novo plano. Crie lembretes para responder a pensamentos como "Comi demais. Não vou comer mais nada o resto do dia" ou "Já que estraguei tudo, vou continuar comendo e volto à linha amanhã".

Nº 4: A armadilha da dificuldade para retomar o controle

Você tem dificuldade para recomeçar a dieta
depois de sair da linha.

Uns dois meses depois de começarmos a trabalhar juntas, Brianna viajou por dez dias. Cancelou a consulta que estava marcada para a semana da sua volta e demorou outras duas semanas para marcar nova consulta. Quando voltou, percebi que estava desanimada. Explicou-me que havia saído da linha durante a viagem e não conseguira retomar o controle.

"Está difícil demais", contou-me. "Mesmo que eu conseguisse voltar à linha, parece que teria de despender um esforço monumental para simplesmente *continuar* na linha."

Pedi que ela se lembrasse do que acontecera na reunião de família em que ela fora na semana anterior à viagem. "Como você comeu naquele dia?"

"Foi ótimo", ela se lembrou. "Fiz um plano e obedeci-o." Perguntei-lhe o quanto aquilo tinha sido difícil. Ela respondeu: "Foi bem fácil. Mas não imagino que seja capaz de fazer a mesma coisa agora."

Pedi então a Brianna que se lembrasse das dificuldades que havia enfrentado nas semanas anteriores àquela reunião de família. Ela se lembrou de que, no geral, não fora difícil manter o controle. "Eu estava embalada", explicou.

"É exatamente esse o ponto", respondi.

Lutar para voltar à linha é *muito mais difícil* que *estar* na linha, pois, quando pegamos embalo, a dieta fica mais fácil. Se é parecido com a maioria das pessoas que sofrem com o efeito sanfona, você tem uma dificuldade tremenda para começar de novo quando para de seguir o plano. E algo muito interessante acontece então com suas memórias e seu pensamento. Você começa a crer que fazer dieta *sempre* foi terrível e sempre será. Perde a autoconfiança, se esquece de como as coisas iam bem quando estava seguindo regularmente o plano e não percebe que elas ficarão fáceis de novo assim que você voltar à linha.

"Você tem razão. O ponto onde você está agora é bem difícil", eu disse a Brianna. "E, se as coisas fossem sempre assim, talvez realmente não valesse a pena tentar perder peso. Felizmente, esta dificuldade que você está encontrando é transitória. E, depois que você voltar à linha, tudo vai ficar mais fácil." Brianna escreveu o seguinte lembrete:

Lembre-se de que voltar à linha é difícil, mas isso é apenas temporário. Depois que eu voltar, as coisas ficarão fáceis novamente.

Pedi a Brianna que comparasse o modo como ela se sentia antes da reunião familiar com seus sentimentos nas últimas semanas. "Tenho estado bastante mal-humorada", reconheceu. "Quando saio da linha, isso dá o tom do meu dia. Eu me sinto mal comigo mesma."

Foi então que Brianna identificou um importante pensamento de sabotagem. "É gozado", refletiu. "Quando saio da linha, sempre penso que vou estar mais feliz se puder comer tudo quanto quero. Mas quando como – e venho fazendo isso nestas últimas três semanas – não me sinto bem de maneira alguma." Ela quis se lembrar disso.

> *Mesmo que seja difícil voltar à linha, vale muito a pena, pois fico triste e aborrecida quando saio da linha e sinto que perdi o controle. Comer sem controle não faz com que eu me sinta melhor. Seguir o plano e manter o controle é muito mais gostoso.*

Brianna me disse que ainda estava preocupada. Embora estivesse mais que disposta a retomar a dieta, estava com medo de continuar cometendo erros e abandonando tudo. Pedi que se lembrasse do almoço com os colegas de trabalho ao qual comparecera poucas semanas antes de sair em viagem. Ela se lembrou de que, no geral, havia dado tudo certo, mas que ela comera uma torta que não fazia parte do plano. "Mas, depois, simplesmente não comi a sobremesa após o jantar."

"Então, você cometeu um erro", resumi, "voltou imediatamente à linha e continuou nela. E não foi bem parecido o que aconteceu uma semana antes disso, na casa da sua amiga? O que isso lhe diz sobre os erros que cometemos?"

Brianna percebeu que havia cometido erros no passado, quando estava seguindo a dieta. Não a tinha seguido perfeitamente, mas a diferença fora que, toda vez que cometia um erro, se recuperava logo em seguida. Brianna também quis se lembrar disso e escreveu outro lembrete:

> *Cometi erros mesmo quando estava seguindo a dieta, mas voltei imediatamente ao plano. Foi o que aconteceu quando tomei café com o Matthew, no jantar de aposentadoria do Rob, no almoço com os colegas de trabalho e no aniversário da tia Cindy. Isso significa que eu consigo me recuperar. E sei que vou ficar muito satisfeita por ter me recuperado.*

Em seguida, elaboramos um plano específico para ajudar Brianna a retomar o controle com firmeza. Uma vez que estava tendo dificuldades para praticar todas as habilidades fundamentais ao mesmo tempo, decidimos que, para recuperar a autoconfiança, ela praticaria somente algumas habilidades iniciais. Depois de dominar novamente essas habilidades, acrescentaríamos outras. Naquela semana, ela não iria seguir nenhum plano alimentar específico. Somente tomaria cuidado com o tamanho das porções.

Brianna criou uma lista.

Começar de novo

1. Ler minha lista de vantagens e meus lembretes todos os dias.
2. Comer tudo sentada, devagar e prestando atenção.
3. Elogiar a mim mesma.
4. Tomar cuidado com o tamanho das porções nesta semana (mas não contar calorias).

Quando Brianna voltou para nova consulta na semana seguinte, estava muito diferente. Contou-me que a semana correra às mil maravilhas. O fato de ter se concentrado numas poucas estratégias havia dado um forte impulso em sua autoconfiança e lhe dera a sensação de mais autocontrole. À medida que as semanas foram passando, Brianna voltou a praticar todas as habilidades que havia aprendido antes de sair em viagem. Logo voltou completamente à linha.

Para escapar à armadilha da dificuldade para retomar o controle

Lembre-se de que o esforço para voltar à linha é muito maior do que o esforço necessário para simplesmente permanecer na linha. Depois de pegar embalo, a dieta fica muito mais fácil. Quando estiver se sentindo encalhado, procure ter em mente essa visão de longo prazo.

- Lembre-se das ocasiões em que você permaneceu na linha apesar de as circunstâncias serem difíceis. Você tem as habilidades necessárias para voltar à linha e nela permanecer; simplesmente precisa aplicá-las.

- Pense em como se sente melhor quando está seguindo o plano alimentar. Na verdade, quando está na linha, você sequer se pergunta se vale a pena fazer dieta. Ter saído da linha e perdido o controle é uma situação difícil, que lhe provoca péssimos sentimentos. Vale a pena voltar à linha.

- Caso você se sinta desmoralizado, lembre-se de que ainda há esperança. Crie uma lista de estratégias e lembretes para contrapor aos pensamentos de sabotagem que o têm obstaculizado.

- Se perdeu completamente o controle ou se afastou muito do plano, comece a praticar somente as primeiras estratégias fundamentais durante uma semana, torne a dominá-las e ganhe a confiança de que será capaz de aplicá-las com regularidade e constância. Depois, vá acrescentando gradativamente as habilidades mais difíceis. Em dois tempos estará praticando-as todas novamente. Avance passo a passo.

Nº 5: A armadilha do tudo ou nada

Depois de comer algo "ruim", você diz a si mesmo que "perdeu completamente o controle".

Você conheceu Jeffrey no começo deste capítulo. Certo dia, quando chegou para a consulta, ele me disse que sua semana havia começado muito bem, mas que ele havia "perdido o fio da meada" na quinta-feira. "Saímos para jantar. Eu estava morrendo de fome e, embora soubesse que devia ter comido frango ou coisa parecida, meu irmão pediu lasanha e decidi comer a mesma coisa. Veio uma porção muito grande e comi-a inteirinha. Depois, comi *tiramisu* e um outro doce quando cheguei em casa. Perdi completamente o controle." Estava claro que o pensamento de Jeffrey sobre sua alimentação era do tipo tudo ou nada. Ou ele estava fazendo uma "dieta perfeita" ou havia "perdido completamente o controle".

E o que aconteceu quando ele disse a si mesmo que havia perdido completamente o controle? "Quanto mais eu digo isso, mais uso essa ideia como desculpa para comer o que quero", confessou.

Conversamos sobre um caminho do meio: já acontecera de ele cometer um erro – exagerar no jantar e na sobremesa, por exemplo –, mas não perder completamente o controle? Jeffrey se lembrou da festa de noivado do seu primo. "Eu não tinha planejado comer bolo no almoço, mas acabei comendo uma fatia. Porém, voltei à linha durante todo o resto do dia." Jeffrey escreveu o seguinte lembrete:

> *Toda vez que eu pensar "Perdi completamente o controle", devo me lembrar de que isso não passa de uma desculpa. Posso voltar à linha imediatamente, como fiz na festa do Will. Nunca perco "completamente" o controle, pois basta <u>uma</u> decisão correta em matéria de alimentação para esse controle ser retomado.*

"Agora", continuei, "podemos conversar sobre esse conceito de comidas 'boas' e comidas 'ruins'? O que você acha que teria acontecido se realmente acreditasse que não há problema em comer lasanha? Talvez não uma porção de restaurante, mas uma porção de tamanho razoável? Você teria dito algo como: 'Perdi o controle, então vou comer um *tiramisu*'?"

"Não", disse Jeffrey, "acho que não teria dito isso."

Se você realmente gosta de lasanha, por exemplo, é certeza que não conseguirá eliminá-la da sua dieta para sempre – e nem deve! Basta aprender a comer porções moderadas e a apreciá-las de verdade. Mesmo comendo lasanha, você pode perder peso. Talvez não tão rapidamente quanto gostaria, mas se há algo que não ajuda é categorizar os alimentos em "bons" e "ruins". Para Jeffrey, comer somente alimentos "bons" e cortar os "ruins" não o havia ajudado de modo algum a perder peso; pelo contrário, ele havia *engordado* seguindo essa política.

Em seguida, Jeffrey e eu fizemos uma lista das comidas que ele considerava "ruins" e planejamos quando ele comeria uma porção moderada de cada uma delas na semana seguinte. Também falamos sobre o quanto era importante ele comê-las sem culpa. Jeffrey fez a seguinte lista:

Plano para comer alimentos favoritos

1. Parar de rotular certos alimentos de "ruins".
2. Nesta semana, comer uma porção moderada de um alimento favorito a cada dia.

Segunda: Uma cerveja durante o jogo.
Terça: Meia porção de batatas fritas (mais uma salada nutritiva) numa lanchonete de *fast-food*
Quarta: Um saco de batatinhas ao almoço
Quinta: Um chocolate
Sexta: Duas cervejas no McCloskey's
Sábado: Uma cerveja e meia porção de massa num restaurante
Domingo: Um doce com sorvete

Depois, Jeffrey escreveu dois lembretes:

Rotular os alimentos como "bons" ou "ruins" nunca funcionou para mim, pois, sempre que como um alimento "ruim", me dou permissão para continuar comendo fora do plano. E, quando digo para mim mesmo que perdi completamente o controle, como cada vez mais comidas "ruins" e permaneço fora da linha.

> *Não há nenhum alimento que eu possa comer depois de perder o controle e que eu não possa comer quando estou fazendo direitinho a dieta. E, quando como dentro da dieta, aproveito mais a comida, porque não me sinto culpado.*

A semana seguinte foi bem melhor para Jeffrey. Ele ainda tinha certa dificuldade para se convencer de que não tinha de eliminar certos alimentos da dieta, mas, depois de mais algumas semanas de prática, adquiriu mais confiança nessa maneira de comer. Ele precisou de várias experiências para entender completamente a ideia de planejar o consumo de seus alimentos favoritos, pois esse modo de proceder, no fim, ajudou-o a manter a linha e perder peso.

Para escapar à armadilha do tudo ou nada

Quando você olha para os alimentos, só vê preto e branco? O pensamento "tudo ou nada" pode dar origem a dificuldades de todo tipo. Uma abordagem flexível, em que você não elimina completamente nenhum alimento que aprecia, poderá levá-lo muito mais longe.

- Pergunte-se se você tem a mentalidade de categorizar os alimentos em bons e ruins. Se assim for, faça uma lista de todos os seus alimentos "ruins" – mas chame-os de seus alimentos "favoritos". Vá acrescentando alimentos a essa lista. Planeje comer um desses alimentos, numa porção moderada, a cada dia desta semana. Se for comê-lo em casa, compre ou prepare uma única porção para eliminar a tentação de comer mais de uma.

ARMADILHAS UNIVERSAIS: COMO TODOS NÓS SOMOS CAPTURADOS **215**

- Lembre-se de que "perder completamente o controle" é algo que não existe. Enquanto você continuar pensando assim, continuará se sentindo descontrolado e continuará se dando licença para desobedecer ao plano alimentar.

- Se você pensa "Tudo bem eu comer isto, pois já perdi o controle", lembre-se de que não há nenhum alimento que você possa comer depois de ter perdido o controle e que não possa comer quando está fazendo a dieta como deveria fazer. Além disso, quando você come esse alimento de maneira controlada, dentro do plano, acaba apreciando-o mais, pois não sente culpa por comê-lo.

Crie planos de fuga para as armadilhas de sair da linha

As expectativas pouco realistas, o pensamento tudo ou nada, as autocríticas mordazes, a perda de confiança, a tendência de cometer um segundo erro depois de cometer o primeiro e a supercompensação dos erros são problemas comuns. Felizmente, todos eles têm solução. O que você precisa é de planos de fuga que o ajudem a retomar imediatamente o controle. Lembre-se: toda vez que comete um erro, você tem uma oportunidade única de aprendizado. Por isso, vá acrescentando novas soluções ao seu plano de fuga à medida que o tempo for passando.

❶ **Identifique uma situação futura em que possa surgir uma armadilha de sair da linha.**

❷ **Registre seus pensamentos de sabotagem.**

❸ **Escreva uma resposta convincente para cada pensamento de sabotagem.**

❹ **Desenvolva uma lista de estratégias.**

❺ **Recapitule e revise com frequência seu plano de fuga.**

Tome como exemplo o plano de fuga a seguir para criar os seus.

Plano de fuga: armadilhas de sair da linha

Situação nº 1: Recriminar-me quando cometo um erro e tentar supercompensá-lo (isso nunca funciona).

Pensamentos de sabotagem	Lembretes	Estratégias
Não acredito que trapaceei. Sou um fraco. Não vou me permitir comer mais nada o resto do dia. Nunca vou conseguir perder peso. Talvez eu deva desistir. Mesmo que eu consiga resistir agora, no futuro não vou conseguir.	Não fiz nada de moralmente errado. Apenas cometi alguns erros na alimentação. Os erros não significam que eu tenha uma fraqueza de caráter. Eles não têm nada a ver com fraqueza. Significam apenas que sou humano e que tenho de continuar praticando minhas habilidades para que possa lidar melhor com comidas tentadoras no futuro. Não me recrimino quando cometo erros usando o computador ou jogando *bridge*. Do mesmo modo, não devo me recriminar por erros na alimentação. Jejuar o resto do dia seria contraproducente, como sempre. Não mereço punição. Cometer erros é uma parte normal de fazer dieta. Toda pessoa que consegue emagrecer e não voltar a engordar comete muitos erros ao longo do caminho. Tudo o que preciso fazer é dizer "grande coisa!" e seguir em frente. Se eu desistir, não vou ter as vantagens da perda de peso. As razões pelas quais quero perder peso são importantes para mim. Basta que eu siga em frente.	Parar de usar as palavras "trapacear" e "fraco". Pensar nas vezes em que cometi um erro, retomei imediatamente o controle e fiquei contente por ter feito isso. Escrever uma lista das coisas que fiz hoje e pelas quais mereço elogios. Assim, vou ver meus erros dentro de um contexto mais amplo de acertos. Praticar a compaixão por mim mesmo. Pensar no que eu diria a Jessie se ela cometesse um erro na alimentação – e dizer a mesma coisa para mim mesmo. Não usar os erros como pretexto para cometer mais erros. Comer um pouco menos no restante do dia, mas não jejuar. Pensar em como ficarei contente se retomar o controle agora. Pensar em como ficarei infeliz se continuar fora da linha.

Refletir e tornar a se comprometer: por que quero escapar desta armadilha

O erro inicial não precisa se transformar num problema. Um pedaço de bolo não planejado talvez nem apareça na balança no dia seguinte. Mas se a esse primeiro erro se seguirem outros – bem, esse conjunto de erros vai, sim, afetar seu peso no dia seguinte.

Se você soubesse desde o começo o que fazer para retomar o controle depois de perdê-lo, não teria se poupado anos de dificuldades?

Trabalhe agora mesmo para identificar suas armadilhas de sair da linha. Desse modo, estará preparado para percebê-las imediatamente na próxima vez em que aparecerem no seu caminho. Quando ignoradas, essas armadilhas podem transformar um pequeno tropeço numa queda livre e prolongada. Porém, se você as dominar, poderá minimizar o estrago de todas as outras armadilhas. Reserve alguns minutos para escrever um último lembrete resumindo as motivações que você tem para mudar agora e continuar mudando, de modo a conseguir evitar as armadilhas ou escapar delas.

Conclusão
Livre-se das armadilhas – para sempre

Agora que já leu sobre como escapar das armadilhas que o impedem de emagrecer e não voltar a engordar, acaso não se sente mais forte? Mais pronto para recomeçar? Temos a esperança de que as histórias e sugestões apresentadas nestas páginas tenham lhe passado uma nova maneira de ver as coisas e que você se sinta inspirado a adotar as habilidades e estratégias deste livro. Fizemos questão de sermos sinceras; sabemos que muitos programas de perda de peso fazem promessas descabidas acerca de quão fácil será perder peso caso se siga aquele plano. Nós, por nossa vez, *sabemos* que é difícil fazer mudanças duradouras na nossa alimentação. Sabemos que não existem soluções rápidas nem mágicas. Mas vimos, repetidas vezes, que esta nossa abordagem, baseada em pesquisas sérias e no senso comum, funciona tanto no curto prazo *quanto no longo prazo*.

Também esperamos que você tenha percebido que não está sozinho em sua luta! Todas as pessoas que têm ou tiveram dificuldade para emagrecer ou para não voltar a engordar enfrentaram problemas semelhantes.

Como usar os planos de fuga para as diversas armadilhas da vida

Para lhe dar uma inspiração extra, queremos lhe contar como alguns dos nossos clientes aplicaram o conhecimento de como escapar de suas armadilhas para operar mudanças significativas também em outros aspectos de suas vidas.

Você se lembra de Maxine, das armadilhas familiares? Ela teve de combater pensamentos de sabotagem que a impediam de pedir à família que fizesse mudanças em casa. Quando veio me ver para uma consulta rotineira de "reforço", um ano depois de termos terminado o tratamento, perguntei-lhe quais partes do nosso trabalho juntas a haviam ajudado de modo especial. Maxine me disse que havia finalmente aprendido a ser assertiva com sua família, o que fizera toda a diferença em sua vida.

Maxine aprendera a se proteger, dizendo ao marido que não comeria uma segunda refeição com ele quando este chegasse em casa, às 21h, pois já havia comido com as crianças. Depois disso, introduziu mais mudanças em casa. Maxine me disse que a grande revelação ocorrera quando lhe perguntei: "Por que você pode se sentir descontente, mas Mike não pode?" Essa pergunta representara uma virada em sua vida. Começou a reconhecer que também em outras áreas ela agia como se não tivesse direito nenhum. Começou a perceber pela primeira vez, depois de adulta, que suas necessidades e desejos eram tão legítimos quanto os de qualquer outra pessoa.

Não só havia instituído mudanças na alimentação, na preparação das refeições e nas refeições em si, como também começara a pedir às crianças (e, em menor grau, a seu marido) que a ajudassem um pouco mais nas tarefas domésticas. Fê-los lavar a louça, arrumar a cama e organizar os quartos, guardar as roupas limpas e arrumar as mochilas para ir à escola. Essas e outras mudanças que ela fez na administração da casa liberaram-na para fazer mais exercícios, encontrar-se com as amigas e dedicar-se à leitura. Maxine sentiu que sua nova mentalidade havia melhorado sua vida – e havia beneficiado sua família, na medida em que ela atribuíra mais responsabilidades às crianças.

"Pela primeira vez, comecei a sentir de fato que não havia problema em eu cuidar de mim mesma", contou-me, com os olhos brilhando. Maxine perdera 21 kg ao todo e parecia mais jovem e mais cheia de energia. Falou-me de uma viagem que ela e Mike fariam dali a duas semanas. "Vou usar maiô – e, embora eu não seja nenhuma *miss*, não vou precisar me preocupar", anunciou-me orgulhosa. "Adoro nadar, e há anos que não nado!"

Você também se lembra de Marisa, a quem conheceu no capítulo sobre sair da linha. Marisa era duríssima consigo mesma e se criticava violentamente sempre que se desviava do plano alimentar. Depois, aborrecida, tinha dificuldade para voltar a controlar sua alimentação. Fazia vários anos que eu não via Marisa, mas um belo dia ela marcou uma consulta.

CONCLUSÃO **221**

Ela entrou radiante no consultório. "Você se lembra? Você me ajudou a perder 18 kg e passei a me sentir muito melhor e mais autoconfiante!" As outras pessoas também devem tê-lo percebido, pois, logo depois de emagrecer, Marisa conheceu Brian. Eles se casaram daí a um ano – "e agora temos Alexis". Sorrindo, ela me mostrou uma foto da filha de um ano e meio.

"Ganhei quase 18 kg durante a gravidez, o que é normal", ela continuou. "E perdi a maior parte nos primeiros cinco meses depois de Alexis nascer. Mas, de lá para cá, parei de perder peso. Não estou me massacrando por isso – o que, no meu caso, já é incrível –, mas gostaria de perder um pouquinho mais." A maternidade juntamente com o trabalho havia dificultado para ela a tarefa de seguir seu plano alimentar original. "Relaxei um pouco na alimentação. É por isso que voltei aqui. Acho que preciso de algumas orientações para voltar totalmente à linha."

Primeiro, Marisa e eu discutimos se era realmente o caso de ela perder o peso que havia ganho. "Acho que sim", disse ela. "Tenho comido fora e sei que boa parte das minhas refeições são de alta caloria. Além disso, tenho comido com pressa, de modo que não me sinto satisfeita e acabo comendo demais."

Lembrei Marisa de algo que havia lhe dito em nossa última sessão: para as pessoas que saíram da linha, o melhor é não tentarem mudar de cara *o que* elas comem. Elas precisam fazer o que haviam feito no início: dominar as estratégias fundamentais uma por uma e simplesmente tomar cuidado com a alimentação até chegarem à estratégia nº 9, que consiste em adotar um plano alimentar.

Marisa e eu desenvolvemos um plano para que ela começasse de novo a praticar suas estratégias fundamentais. Precisávamos resolver os problemas de tempo, de modo que Marisa fosse capaz de praticar suas habilidades todas, inclusive a de comer sentada e aproveitar cada bocado. Embora ela ainda fosse passar algumas semanas sem seguir um plano alimentar específico, conversamos sobre o que ela poderia fazer para garantir que sempre tivesse alimentos saudáveis para comer tanto em casa quanto no escritório. Marisa estava otimista, e eu lhe contei o quanto estava feliz por ver que sua vida se encaminhara para uma direção tão positiva.

Foi então que lhe perguntei se nosso trabalho juntas havia dado outros frutos em sua vida. Ela disse que sim. "Antes de fazer o tratamento", explicou, "eu era uma tremenda perfeccionista. Na verdade, é por isso que sempre tinha dificuldade para voltar ao plano depois de sair da linha. Sempre que cometia um erro na alimentação, eu pensava: 'Já era, estraguei tudo. Sou fraca demais. Fracassei de novo.' E depois desistia, às vezes durante aquele dia, às vezes durante uma semana, às vezes durante meses. Mas você me ajudou a ver que meu padrão de excelência em matéria de dieta era ridiculamente alto.

"Então, olhei para minha vida e vi que meus padrões eram ridiculamente altos em outras áreas também." Pedi que Marisa me desse um exemplo. "Bem", contou-me, "agora que estou trabalhando somente três dias por semana em vez de cinco e meio, é claro que não consigo fazer tudo o que fazia antes. Acho que, alguns anos atrás, isso teria me estressado demais. Mas agora, não. E também estou muito mais tranquila com as coisas em casa, o que é ótimo, pois nem sempre é fácil deixar a casa arrumadinha quando temos um bebê. A vida é muito menos estressante quando deixamos uma margem para sermos humanos!"

Chris, que você conheceu no capítulo dedicado às armadilhas psicológicas, desanimava muitas vezes durante a dieta, especialmente quando as coisas ficavam difíceis, pois imaginava que fazer dieta sempre seria fácil. Não tinha confiança em sua capacidade de cumprir tarefas difíceis e superestimava as dificuldades de cada semana. Umas poucas horas de dificuldade davam o tom das lembranças da semana inteira. Ele aprendeu a contar o número de horas difíceis, reavaliar a importância de cada vantagem de perder peso, lembrar-se de tudo o que estava aprendendo e concentrar-se no que poderia fazer para continuar seguindo a dieta naquele dia. Um ano depois de encerrarmos nosso trabalho juntos, Chris mudou de emprego: largou o departamento jurídico e foi para as vendas. Disse que já fazia tempo que queria fazer isso, mas que sempre tinha medo de não conseguir manter-se motivado. Tomou a decisão de inscrever-se no programa de treinamento depois de perceber que as habilidades motivacionais que aprendera conosco poderiam ser aplicadas por um vendedor.

"Quando fui aceito no programa de treinamento, escrevi uma lista de todas as vantagens que teria caso me esforçasse para completá-lo. Sempre que me vinham pensamentos de sabotagem sobre a possibilidade de aquilo não dar certo, eu lia os lembretes que havia escrito. Depois, quando realmente fui para a área de vendas, escrevi um novo lembrete que leio antes de fazer cada telefonema. Nele, me lembro de que talvez eu não seja capaz de fazer uma venda a cada telefonema, mas de que preciso me elogiar por ter pelo menos feito o telefonema.

Chris também usava suas habilidades sempre que desanimava. Lembrava-se de por que valia a pena seguir em frente e fechava um pouco o foco da sua atenção. Reconhecia que era óbvio que seria capaz de seguir em frente

CONCLUSÃO

naquele dia e parava de pensar no futuro distante. "Tenho certeza de que nunca teria sido capaz de ir para a área de vendas", conclui, "ou de fazer o sucesso que venho fazendo como vendedor se não houvesse aprendido aquelas habilidades de dieta." Ri bastante quando ele me disse que eu deveria escrever um livro para vendedores.

Chris queria me contar mais uma coisa. "Isto foi muito importante para mim. Quando virei vendedor, comecei a fumar mais. Uns seis meses depois, estabeleci uma data para parar, coisa que já havia feito várias vezes – mas daquela vez foi diferente. Percebi que várias habilidades que eu aprendera para controlar a alimentação poderiam ser aplicadas para deixar de fumar." Disse-me que a lista de vantagens, os lembretes, os elogios a si mesmo, o conceito de fortalecer a musculatura de resistência, as distrações e a aceitação do desconforto dos desejos o haviam ajudado de modo particular.

Alguns anos antes disso, Chris tentara várias vezes parar de fumar. "Mas, por um motivo ou por outro, eu sempre voltava. Agora já faz quatro anos que parei, e tenho certeza de que nunca voltarei a fumar. Acho que o reconhecimento de que sou capaz de fazer coisas difíceis, como tolerar desejos, foi fundamental. Ou seja, obrigado por tudo!" Chris, como muitas outras pessoas que fazem dieta conosco, descobriu que as habilidades que havia aprendido para se motivar, lidar com o desânimo, aceitar o desconforto e desenvolver a autoconfiança poderiam ser aplicadas à aceitação de novos desafios e à perseverança na busca de objetivos pessoais significativos e importantes.

Quando Deanna veio me consultar pela primeira vez, tinha uma dificuldade particular para enfrentar as armadilhas da época de festas. Queria ser capaz de comer e beber à vontade nas festas de fim de ano e, nessa época, não tinha vontade de pensar em alimentação saudável. Em nosso trabalho juntas, ela percebeu que, embora procurasse afastar os pensamentos de culpa pelos excessos, não conseguia abafá-los totalmente. Além disso, ela sempre pensava nesses erros quando as festas acabavam – e se sentia mal, especialmente quando percebia o quanto havia engordado e via que suas roupas já não lhe serviam. Aprendeu que simplesmente não pensar em alimentação é algo que não funciona.

Quando Deanna terminou nosso programa, havia perdido 4 kg; depois, perdeu mais 3 kg sozinha. Dois anos depois, encontrei-a no saguão do edifício onde fica o nosso consultório. Ela estava ótima. Contou-me que não havia tido dificuldade alguma para manter o peso. "Eu me acostumei a comer de forma saudável. Hoje em dia, nem mesmo as festas me fazem sair da linha. Eu me peso todos os dias e, sempre que a balança sobe 1 kg ou 1,5 kg, cuido um pouco mais da alimentação e logo perco esse excesso. É maravilhoso não ter de me preocupar mais com sair da linha na alimentação ou no peso."

Perguntei a Deanna se havia mais alguma coisa em especial que ela havia aprendido com nosso trabalho juntas. "Você se lembra de que eu tentava não pensar em dieta, especialmente na época das festas? Pois bem, você me ajudou a ver que é claro que ainda estava pensando no assunto e que isso afetava meu humor. Um dia olhei para minha vida e vi que tinha o hábito de tentar não pensar nas coisas que não estava com vontade de fazer, mesmo que tivesse de fazê-las – como montar um orçamento e obedecê-lo, ou deixar a casa arrumada. Percebi que o hábito de tirar essas coisas do meu pensamento não fazia com que eu me sentisse bem no longo prazo. Eu sentia que perdia o controle sobre as coisas.

"Foi então que acabei usando algumas das habilidades da dieta, como a de criar uma lista de vantagens, para me ajudar a fazer essas coisas e para me lembrar de que eu me sentiria melhor se não ficasse adiando o que tenho de fazer. Além disso, tive de criar o hábito de não abrir exceções em relação a essas tarefas. Escrevi um lembrete específico que me ajudou bastante: 'Faça de qualquer jeito.' Acabou se tornando o meu mantra.

"De qualquer modo, é muito mais fácil para mim fazer as coisas agora. Sinto que tenho mais controle sobre a minha vida. Acho que a disciplina necessária para praticar as habilidades da dieta acabou chegando aos outros aspectos da minha vida. Minha casa está em ordem e agora guardo uma quantidade decente de dinheiro todo mês para quando precisar e para a aposentadoria. Sou mais disciplinada de várias maneiras e me sinto muito melhor de modo geral."

A comilança emocional era a arqui-inimiga de Beth. Quando me consultou pela primeira vez, ela trabalhava como assistente social. Depois de um dia difícil, lidando com clientes em crise, ela chegava em casa e queria se confortar comendo. A primeira coisa que aprendeu foi a se dedicar a distrações em vez de comer fora de hora ou fora do plano. No final do tratamento, já era capaz de aceitar o desconforto brando de não comer certas coisas que queria e de voltar sua atenção para outra coisa sem ter de se dedicar a uma distração deliberada.

Ela veio me ver cinco anos depois. Disse que havia voltado porque estava ganhando peso. "Ganhei quase 5 kg de um ano para cá. Tenho feito esforço para me controlar, mas está difícil."

CONCLUSÃO

Eu disse a Beth o quanto me alegrava o fato de ela ter marcado uma consulta. "Quero que você saiba que a admiro muito por ter me procurado. Às vezes, vemos que nossos clientes precisam de uma ajudazinha extra para retomar o controle sobre a alimentação."

"Bem", ela disse, "sei exatamente o que aconteceu. Voltei a comer para me consolar. Agora trabalho em outra agência, num cargo administrativo. Tenho muito mais responsabilidade. Já não lido tanto diretamente com clientes em crise, mas tenho de lidar com problemas de pessoal, de orçamento e outras coisas do tipo. Consigo manter a alimentação sob controle durante o dia e nos fins de semana, mas o jantar e as noites são problemáticos."

Beth me contou um pouco mais sobre seus dias estressantes e sobre o que acontecia quando ela saía do trabalho. Disse-lhe então que deveríamos planejar algumas sessões. Primeiro eu queria voltar às coisas mais básicas: fazer uma nova lista de vantagens, elogiar-se, ler os lembretes e comer devagar e prestando atenção. Depois disso, faríamos um plano de quando e o que ela comeria à noite.

Perguntei a Beth se ela voltara a se cobrar excessivamente. "Lembra-se de que falamos sobre a sua ânsia pouco realista de resolver todos os problemas dos seus clientes? Será que seu desejo de se consolar não tem um pouco a ver com uma expectativa de resolver imediatamente todos os problemas da agência? A caminho de casa, toda noite, você fica ansiosa por causa do trabalho? Se fica, não admira que queira comer para se acalmar."

Foi como se uma lâmpada se acendesse na cabeça de Beth. "Sim, acho que é exatamente isso." Fez uma pausa. "Sabe o que me ajudou muito na primeira vez? Quando você sugeriu que, a caminho de casa, eu me perguntasse: 'Fiz um trabalho razoável para ajudar fulano hoje?' Em vista das limitações que eu tinha para agir, a resposta era sempre 'sim'. Acho que devo escrever um novo lembrete com esta pergunta: 'Dados os limites que são impostos à minha ação, fiz um trabalho razoável hoje?'"

Beth fez mais quatro consultas comigo. Ao fim, já havia retomado o controle sobre a alimentação noturna, sentia-se menos estressada no trabalho e começara a emagrecer. "Ainda bem que vim fazer algumas consultas de reforço", disse ela. "Se a balança começar a subir de novo, venho correndo. Nem sei por que esperei tanto!"

Miranda, mãe separada com dois meninos, sofria o estresse da sua agenda cheia e das regras que havia imposto a si mesma no sentido de ser uma mãe

110 por cento. Ainda me liga cerca de uma vez por ano para dizer oi e me contar como vão as coisas. No último telefonema, parecia contente. Havia ganhado um pouquinho de peso, segundo me disse, "mas é porque voltei a namorar! Não perdi o controle sobre a alimentação. Simplesmente decidi que quero sair com Barry para jantar e tomar um drinque. Além disso, faço em casa os biscoitos de que ele gosta. São saudáveis, mas mais pesados do que as coisas que havia me acostumado a comer. Por causa de tudo isso, me estabilizei com cerca de 2 kg a mais do que tinha na última vez em que a consultei."

"Que maravilha!", eu disse. "Estou contentíssima. E é ótimo que você tenha tomado a decisão consciente de comer mais, agora que suas circunstâncias são outras."

Miranda mudou muito desde o primeiro dia em que a vi. Está autoconfiante, orgulhosa de seus meninos e tem em sua vida um homem maravilhoso. Ela e Barry praticam esportes juntos, às vezes com os meninos, às vezes, não. Caminham pelas montanhas, andam de bicicleta e descem rios de caiaque no verão. O excesso de peso já não prejudica suas atividades. Seus meninos também perderam peso e se tornaram saudáveis, o que, para ela, é ainda mais importante. Seu filho mais velho agora diz que quer ser chefe de cozinha, pois adora fazer comida junto com a mãe.

"Sou muito grata por tudo o que você me ensinou", disse ela ao fim do telefonema. "Minha vida melhorou demais."

Agora vamos falar de você, leitor ou leitora.

Se ainda não fez isso, agora é o momento de voltar ao capítulo 2 e começar a aprender as estratégias fundamentais, uma por vez. Ao praticar as habilidades diariamente, você vai fortalecer sua autodisciplina e ter cada vez mais confiança de que será capaz de fazer o que tem de fazer, mesmo sem sentir vontade.

Depois de dominar as primeiras seis habilidades e sua disciplina e autoconfiança se fortalecerem, você poderá começar a se concentrar em quando comer e, depois, no que comer. Para falar francamente, é até possível que você consiga fazer dieta por algum tempo sem essas primeiras estratégias fundamentais. Não há dúvida de que, no passado, você já perdeu peso sem usá-las. *Porém, se usar seus velhos métodos, será que vai conseguir manter o resultado?* Se quiser um resultado diferente desta vez – se quiser escapar de uma vez por todas de suas armadilhas pessoais –, terá de fazer as coisas de maneira diferente.

Uma vez dominadas as estratégias fundamentais, comece a lidar com os problemas que ocorrem na vida real e podem desencaminhá-lo. Preveja quais

CONCLUSÃO

são as armadilhas em que poderá cair (o teste que começa na página 19 pode ajudá-lo) e reveja as estratégias para criar os planos de fuga de que vai precisar. Não se esqueça de que algumas situações difíceis da vida real podem conter elementos de diversas armadilhas. Se você vai passar uma semana na casa de seus familiares, por exemplo, talvez deva ler os capítulos sobre problemas familiares, pessoas que oferecem comida com insistência, viagens e sair da linha.

Quanto mais você praticar as estratégias fundamentais e implementar seus planos de fuga, tanto mais fácil será emagrecer e, depois, não voltar a engordar. Mas saiba que você passará por períodos em que é mais difícil perder peso ou não voltar a ganhá-lo. Não desespere! Simplesmente volte aos princípios e pratique corretamente as estratégias fundamentais. Como as pessoas que mencionamos neste capítulo, se você parou de aplicar suas habilidades, não procure instituir de uma vez todas as mudanças de que precisa. Comece com algumas estratégias fundamentais, domine-as novamente e vá aos poucos acrescentando mais coisas.

Como mostram as experiências das pessoas mencionadas neste capítulo, você pode aplicar muitas habilidades deste livro a outras metas importantes em sua vida. Quer melhorar sua vida profissional? Sua vida doméstica? Sua saúde? Suas finanças? Quer fortalecer as relações familiares, robustecer as amizades ou cultivar novos amigos? Que tal explorar seu lado criativo ou espiritual? Será que tem o objetivo de enriquecer suas horas vagas e começar a contribuir com sua comunidade ou sua sociedade?

O que o impediu, até agora, de atingir essas metas? Assim como as armadilhas da dieta o aprisionaram em padrões alimentares negativos, pode ser que armadilhas semelhantes o estejam impedindo de buscar ou atingir outros objetivos. Pense num objetivo específico que você gostaria de traçar para si próprio – por exemplo, fazer um orçamento mensal e segui-lo. Teve pensamentos de sabotagem? ("Não tenho autocontrole. Quando vejo algo que quero, compro por impulso e não consigo me segurar.") Precisa desenvolver novas habilidades? (Talvez não saiba como montar um orçamento.) Está obstaculizado por problemas psicológicos, como uma sensação contínua de privação ou de falta de força de vontade? Pense nas habilidades que você aprendeu neste livro. Estas são apenas algumas estratégias fundamentais que podem ser aplicadas a uma larga variedade de desafios e objetivos:

Escrever uma lista das vantagens que você obterá quando atingir seu objetivo.

Desenvolver hábitos regulares de comportamento.

228 ARMADILHAS DA DIETA

Escrever e reler lembretes contra os pensamentos de sabotagem.

Criar listas e montar um cronograma de o que fazer e quando.

Elogiar-se a cada pequena conquista.

Aceitar o desconforto.

Fortalecer a musculatura de resistência.

Além disso, você viu muitas outras estratégias aplicáveis a outras áreas de atividade:

Pedir conselhos a amigos, familiares, colegas de trabalho ou mentores.

Mudar as regras não razoáveis, como as que envolvem o perfeccionismo e o excesso de responsabilidades.

Desenvolver a noção de que você tem o direito de fazer mudanças.

Portar-se com assertividade.

Permanecer na linha em épocas difíceis.

Esperamos que você volte a consultar este livro sempre que precisar. Também esperamos que se sinta inspirado a continuar perdendo peso e se considere bem equipado para evitar as armadilhas ou escapar delas. Escrevemos este livro porque reconhecemos que as pessoas se beneficiam ao ouvir as histórias de como outras pessoas resolveram problemas de dieta, aprenderam novas maneiras de pensar, praticaram certas habilidades com regularidade e conseguiram perder peso. Depois de dominarem as habilidades necessárias, nossos clientes continuam trabalhando sozinhos e muitos deles continuam perdendo peso; mas os encorajamos a fazer consultas periódicas de "reforço" para vermos se realmente estão fazendo tudo o que precisam fazer. Do mesmo modo, encorajamos você a reler este livro a cada poucos meses a fim de obter seu próprio "reforço". Armadilhas e soluções que agora não têm muito a ver com a sua vida podem se tornar importantes depois de algum tempo.

Nossa esperança é que, depois de conseguir perder peso, você se sinta inspirado a ir muito além, reexamine sua vida e – armado de suas novas habilidades e de uma autoconfiança forte – sonhe com todas as maneiras pelas quais poderá assumir o controle sobre a própria vida e torná-la melhor. Estabeleça metas! Monte um plano! Use o que você aprendeu para criar um futuro melhor. E, quando isso acontecer, não deixe de reconhecer os próprios esforços. Você merece se sentir orgulhoso de si mesmo e das suas conquistas.

Vamos em frente!

Entre em contato conosco

Gostaríamos de entrar em contato com você para poder ajudá-lo em sua jornada – e comemorar o seu sucesso! Esperamos que você entre na conversa e comece a fazer parte da comunidade da Solução Beck para as Dietas no *site* www.beckdietsolution.com. Ali, você encontrará muitos outros recursos gratuitos, entre os quais nosso boletim informativo, dicas diárias para dieta, vídeos e planilhas prontas para impressão. Além disso, você pode marcar consultas ou sessões de *coaching* quer pessoalmente, quer por telefone, quer por Skype – ou mesmo se inscrever para uma oficina dedicada às pessoas que fazem dieta ou a quem trabalha com quem faz dieta. Pode ainda entrar em contato conosco pelos seguintes canais:

Facebook: *www.facebook.com/BeckDietSolution*

Twitter: *@thebeckdiet*

YouTube: *https://www.youtube.com/user/beckdietsolution*

Google+: *https://plus.google.com/u/0/106253759201375142724/*

Por fim, pode nos enviar um *e-mail* para dietprogram@beckinstitute.org e nos contar sobre as experiências que teve aplicando a nossa abordagem: seus sucessos, suas dificuldades, suas perguntas e sugestões. Tentamos responder pessoalmente a cada mensagem e sempre aprendemos com as histórias de vocês.

Descobrimos que, quando as pessoas mantêm contato entre si, isso ajuda cada uma delas a não perder o contato com seus próprios objetivos. Esperamos que você se comunique conosco em breve – e boa sorte em sua jornada!

Apêndice

Planilha de plano de fuga

Plano de fuga: Armadilha _____

Situação nº ___: _____

_____

Pensamentos de sabotagem	Lembretes	Estratégias

Agradecimentos

Muitas pessoas nos ajudaram com seu talento, suas habilidades e seu apoio. Sem as preciosas orientações e ideias de nossa agente, Stephanie Tade, este livro nunca teria deixado de ser uma ideia em nossa cabeça. Agradecemos a Gideon Weil e a Mariska van Aalst pela assistência editorial. Temos também profunda dívida de gratidão para com o pessoal do Beck Institute, pelo trabalho duro, e para com nossas famílias, pelo apoio inabalável.

Por fim, como sempre, agradecemos às pessoas que fazem dieta e que ou trabalharam conosco ou entraram em contato e nos contaram sobre suas experiências. Aprendemos demais com vocês e somos continuamente inspiradas pelo seu esforço e pelo ardor com que se dedicam à difícil tarefa de manter um peso saudável. Esperamos que este livro ajude a facilitar essa jornada.

Notas

1. "Lose Weight Your Way", *Consumer Reports* (fevereiro 2013): 26-29.

2. C. M. Grilo, R. M. Masheb, G. T. Wilson, R. Gueorguieva e M. A. White, "Cognitive-Behavioral Therapy, Behavioral Weight Loss, and Sequential Treatment for Obese Patients with Binge-Eating Disorder: a Randomized Controlled Trial", *Journal of Consulting and Clinical Psychology* 79, n° 5 (outubro 2011): 675-85, doi: 10.1037/a0025049, PubMed PMID: 21859185, PubMed Central PMCID: PMC3258572.

3. D. E. Linden, "Brain Imaging and Psychotherapy: Methodological Considerations and Practical Implications", *European Archives of Psychiatry and Clinical Neuroscience* 258, n° 55 (novembro 2008): 71-75, doi: 10.1007/s00406-008-5023-1, Review, PubMed PMID: 18985299; A. B. Konova, S. J. Moeller e R. Z. Goldstein, "Common and Distinct Neural Targets of Treatment: Changing Brain Function in Substance Addiction", *Neuroscience and Biobehavioral Reviews* 37, n° 10 (dezembro 2013): 2806-17, doi: 10.1016/j.neubiorev.2013.10.002, Epub 2013 Oct 16, PubMed PMID: 24140399, PubMed Central PMCID: PMC3859814.

4. W. Hofmann, M. Luhmann, R. R. Fisher, K. D. Vohs e R. F. Baumeister, "Yes, but Are They Happy? Effects of Trait Self-Control on Affective Well-Being and Life Satisfaction", *Journal of Personality* 82, n° 4 (agosto 2014): 265-77, doi: 10.1111/jopy.12050.

5. F. M. Sacks, G. A. Bray, V. J. Carey, S. R. Smith, D. H. Tim, S. D. Anton, K. McManus, C. M. Champagne, L. M. Bishop, N. Laranjo, M. S. Leboff, J. C. Rood, L. de Jonge, F. L. Greenway, C. M. Loria, E. Obarzanek e D. A. Williamson, "Comparison of Weight-Loss Diets with Different Compositions of Fat, Protein, and Carbohydrates", *New England Journal of Medicine* 360, n° 9 (fevereiro 2009): 859-73, doi: 10.1056/NEJ Moa0804748, PubMed PMID: 19246357, PubMed Central PMCID: PMC2763382.

Índice remissivo

alimentação. *Ver também* cronograma de alimentação; armadilhas específicas
"beliscar", 28, 49
comer lanches, 49
comer sentado, devagar e prestando atenção, 28-9, 49, 160, 164, 165, 166, 204
distrações durante a alimentação, 28, 49
e autopunição, 205-6
e os pensamentos de sabotagem, 16-7
e sentimento de culpa, 8, 17, 28, 41, 53, 59, 60, 71, 108, 131, 135, 140, 141, 147, 149, 153, 154, 166, 168, 199, 205, 213, 214, 215, 223
espontânea, 31, 37, 38, 40, 129, 141, 144, 159, 161, 178
estratégia de parar e lembrar, 17
Lista "Se eu comer demais", 207
nos fins de semana, 93-6
situação (gatilho) e, 16, 17
alimentos de alto valor calórico e baixo valor nutricional (*junk food*)
ciclo de comprar, comer e tornar a comprar, 112
e as armadilhas familiares, 108-9, 110, 112
lembretes, 109, 154
regra para os, 153, 154

alimentos favoritos, 39
comer fora, 131-2
e o pensamento "tudo ou nada", 181-2
eliminá-los ou limitar o acesso a eles, 112, 113
Lista de vantagens e desvantagens, 140
não eliminar da dieta, 178, 180-5, 212, 214
Planejamento para comer os alimentos favoritos, 213
Plano para as batatinhas fritas, 133
porções, 178, 182, 213, 214
apatia (armadilha do "pouco me importa"), 190-2, 194
armadilhas da dieta. *Ver também* Planos de fuga; armadilhas específicas
como se formam, 15
exemplos da vida real, 4-5, 7-8
experiência típica de dieta, 6-7
TCC para resistir às, 15
Teste: quais são as piores armadilhas para você?, 19-22
tipos de, 3, 4, 15-6
Armadilhas da época de festas, 3, 4, 16, 149-71
Ação de Graças, 158-61
armadilha da "Maria vai com as outras", 155-7

238 ARMADILHAS DA DIETA

armadilha da véspera do grande dia, 158-61

armadilha do "só se vive uma vez", 149-52

armadilha do estoque de guloseimas, 152-5

armadilha do grande dia, 163-7

armadilha do perfeccionista, 161-3

armadilha do pós-festa, 167-9

comer sentado, devagar e prestando atenção, 160, 164, 165, 166

compromisso com a mudança, 171

e as sobras, 164, 165, 166-9

estratégias de fuga, 152, 155, 157, 161, 166-7, 169

lembretes, 151, 154, 156, 157, 159, 160, 162, 164, 165, 171

Lista de guloseimas de fim de ano, 153-4

Lista de vantagens de manter o controle sobre a alimentação durante as festas, 150-1

Lista para a véspera do dia de Ação de Graças, 159

Lista para depois da festa, 167

Lista para o Dia de Ação de Graças, 166

pensamentos de sabotagem, 150, 151, 156

Planos de fuga, 169-70

Armadilhas de comilança emocional, 3, 4-5, 15, 63-80, 224-5

armadilha da falta de alternativas, 66-70

armadilha de comer para abafar o sofrimento, 64-7

armadilha de comer para passar o tempo, 74-8

armadilha do direito à comida, 70-4

compromisso com a mudança, 79-80

e distrações deliberadas, 67, 68-9, 70, 78

estratégias de fuga, 7-8, 67, 70, 72, 73, 74, 77-8

lembretes, 65, 66, 68, 69, 70, 72, 73, 75, 77, 78

Lista "Quando estou entediada" (de atividades), 76

Lista de atividades de conforto (alternativas à comida), 73, 74

Planos de fuga, 78-9

Armadilhas de insistência alheia, 3, 4, 16, 83-102. *Ver também* Armadilhas familiares

análise de custos, 95, 96

armadilha da pessoa subserviente, 93-6

armadilha do "não" ilegítimo, 96-8

armadilha do cúmplice, 98-100

armadilha do estraga-prazeres, 90-3

armadilha do receptor passivo, 88-9

armadilha do vendedor insistente, 83-8

compromisso com a mudança, 101-2

dificuldade de dizer não, 86, 88

estratégias de fuga, 87-8, 89, 92-3, 96, 98, 99-100

lembretes, 87, 89, 90, 92, 95, 97, 99, 100, 102

plano escrito para o que comer e beber, 91, 100

Planos de fuga, 100-1

respostas para recusar comida ou bebida, 87

teatrinho para aprender a responder, 85-6

Armadilhas de sair da linha, 4, 6-7, 16, 195-217

armadilha da autocrítica, 200-5

armadilha da dificuldade de parar retomar o controle, 207-11

armadilha da supercompensação, 205-7

armadilha do "já era", 196-200

armadilha do tudo ou nada, 211-5

compromisso com a mudança, 216-7

erros análogos, 196-7, 199-200

estratégias de fuga, 199-200, 204-5, 207, 211, 214-5

ÍNDICE REMISSIVO

lembretes, 197, 198, 200, 202, 204, 206, 208, 209, 210, 212, 213, 214, 218
Lista "Se eu comer demais", 207
pensamentos de sabotagem, 207
planejamento para comer os alimentos favoritos, 213
Planos de fuga, 215-6
"técnica das três perguntas", 198-9, 200
Armadilhas de viagens e de comer fora de casa, 3, 4, 16, 127-48
armadilha da equipe de limpeza, 131-4
armadilha da exceção permanente, 128-31
armadilha da mentalidade "Las Vegas", 139-43
armadilha das opções limitadas, 134-9
armadilha do plano alimentar excessivamente rígido, 143-6
compromisso com a mudança, 148
estratégia para planejar as opções de comida, 129, 130-1, 147
estratégias de fuga, 130-1, 133-4, 139, 142-3, 145-6
lembretes, 130, 131, 132, 135, 136, 137, 138, 141, 142, 148
Lista de vantagens e desvantagens (de comer tudo o que eu quiser), 140
Lista de vantagens e desvantagens (de manter o controle), 141
pensamentos de sabotagem, 127, 128, 135, 143, 146
Plano de alimentação e exercício para a viagem de férias, 144
Plano para as batatinhas fritas, 133
Plano para os jantares na conferência, 136-7
Planos de fuga, 146-7
Planos gerais de viagens, 138
Armadilhas do estresse, 3, 4, 15, 47-62
armadilha das regras não razoáveis, 52-5

armadilha de "quando as coisas acalmarem", 58-60
armadilha de relaxar comendo, 55-8
armadilha do "muito ocupado", 48-52
compromisso com a mudança, 61-2
estratégias de fuga, 51-2, 54-5, 58, 60
lembretes, 50, 51, 53, 59, 62
Planos de fuga, 60-1
Armadilhas externas
Armadilhas da época de festas, 3, 4, 16, 149-71
Armadilhas de viagens e de comer fora de casa, 3, 4, 16, 127-48
Armadilhas familiares, 3, 16, 103-23
armadilha do "não quero prejudicar minha família", 111-3
armadilha do crítico, 104-7
armadilha do familiar controlador, 114-9
armadilha do mártir, 119-21
armadilha do rebelde, 107-11
compromisso com a mudança, 122-3
eliminar os alimentos tentadores ou limitar o acesso a eles, 112, 113
estratégias de fuga, 107, 111, 113, 118-9, 120-1
familiares que não colaboram, 104-7, 114-9
lembretes, 108, 109, 113, 116, 120, 123
Plano para o fim de semana na casa dos pais, 106, 110
plano para o jantar com Mike, 117
Planos de fuga, 121-2
respostas a comentários negativos, 105, 106
teatrinhos para aprender a responder, 116-7, 118
visualização contra comentários negativos, 106, 107
Armadilhas internas
Armadilhas de comilança emocional, 3, 4-5, 15, 64-80, 224-5
Armadilhas do estresse, 3, 4, 15, 47-62

240 ARMADILHAS DA DIETA

Armadilhas interpessoais
  Armadilhas de insistência alheia, 3, 4,
    16, 83-102
  Armadilhas familiares, 3, 16, 103-23
Armadilhas psicológicas, 4, 16, 175-94
  armadilha da falta de força de
    vontade, 186-7
  armadilha da privação, 180-5
  armadilha de sentir-se
    sobrecarregado, 187-9
  armadilha do "pouco me importa",
    190-2, 193
  armadilha do desânimo, 175-80
  compromisso com a mudança, 194
  estratégias de fuga, 180, 184-5, 187,
    189, 192
  lembretes, 178, 179, 182, 183, 184,
    189, 191, 194
  pensamentos de sabotagem, 177, 185,
    187, 189, 194
  Planos de fuga, 192-3
Armadilhas universais, 4
  Armadilhas de sair da linha, 4, 6-7,
    16, 195-217
  Armadilhas psicológicas, 4, 16,
    175-94
assertividade
  e as armadilhas de pessoas que
    oferecem comida, 89, 90-3, 100,
    102
  e as armadilhas familiares, 104, 106,
    114, 117-9, 220
  estratégias para aprender, 118-9
  lembrete, 117
  para as diversas armadilhas da vida,
    228
autoconfiança
  a "musculatura de desistência" mina
    a, 34
  a TCC e a construção da, 18, 221, 226
  administrar a fome e os desejos
    alimentares para construir a, 37
  como responder a comentários
    negativos, 107

como responder a quem oferece
  comida com insistência, 87
como responder aos pensamentos de
  sabotagem, 13
e a lista de vantagens, 26
e como lidar com emoções negativas,
  70
e o aprendizado das estratégias
  fundamentais antes da dieta, 24
e o autocontrole, 30, 34, 37
lembrete para, 72
minada pela superalimentação no fim
  de semana, 94
"musculatura de resistência" para
  construir a, 34
os elogios a si mesmo fortalecem a,
  29-30
pensamentos de sabotagem minam a,
  10
autocontrole, 7, 190-2
  administrar a fome e os desejos
    alimentares, 35-7
  armadilha da falta de força de
    vontade, 185-7, 194
  cronograma de alimentação, 37-8
  diversas armadilhas da vida, 226-7
  e as armadilhas de sair da linha,
    195-217
  e as estratégias fundamentais, 24, 226
  e autoconfiança, 30, 34, 37
  e os desejos alimentares, 8, 60, 203
  elogiar a si mesmo, 186, 187
  festas, 149-52, 168
  lembrete, 141
  Lista de vantagens e desvantagens, 141
  melhora no humor e resistência à
    tentação, 34-5, 59, 60
  "musculatura de resistência", 33-5, 94,
    112, 197, 227
  o estresse e a perda do, 55-6
  pensamentos de sabotagem, 10, 187
  recomeçar a dieta, 207-11
  tirar um alimento de dentro de casa,
    112, 113

ÍNDICE REMISSIVO

autocrítica, 200-5
"autoeficácia", 29
autossabotagem, 111. *Ver também*
pensamentos de sabotagem
e as armadilhas familiares, 111-3

Beck, Aaron T., 11
Beck Diet Solution, informações de
contato (*e-mail*, redes sociais, *site*),
229
*Beck Diet Solution, The: Train Your Brain to
Think Like a Thin Person* (Beck), 8-9
Beck, Judith, 8-9
Busis, Deborah Beck, 8

calorias
e as festas de fim de ano, 152, 157
e comer em segredo, 109, 111
e o estilo de vida sedentário, 175
e os erros na dieta, 197-8, 200
fast-food, 71
quando se come fora, 130, 134
restrição calórica, 38, 184
comer demais (superalimentação)
comendo fora, 59, 148
comer devagar para prevenir, 29
e a armadilha do "pouco me importa",
190-2, 194
e a comida de lanchonete, 73
e a comilança emocional, 73, 74, 75,
77, 79
e a falta de força de vontade, 185-7
e a família, 108, 111
e o cansaço, 77
e o estresse, 48, 55-8, 59, 62, 221
e os erros na dieta, 196-200, 205-7
lembrete, 207
Lista para "Se eu comer demais", 207
nas férias, 139-43, 148
nas festas, 149-71
pensamentos de sabotagem, 6
tabela de análise de custos, 95
comer fora de casa. *Ver* Armadilhas de
viagens e de comer fora de casa

comida como consolo, 224-5. *Ver
também* alimentos favoritos
armadilha do direito à comida, 70-4
e a comida de lanchonete, 71, 73
Lista de atividades de conforto
(alternativas à comida), 73, 74
comportamento. *Ver também*
alimentação; estratégias
fundamentais; autocontrole;
armadilhas específicas
e distrações, 28, 49
espontâneo, o problema do, 31, 37,
38, 40, 129, 141, 144, 159, 161, 178,
191, 199
estratégias fundamentais para o, 18,
23-44
hábitos substitutivos, 32
mudança dos pensamentos e
mudança do comportamento, 13-4
mudar o próprio comportamento, não
o de outras pessoas, 88, 89, 92, 107
torná-lo automático, 13-4, 27
cronograma de alimentação, 35, 37-8,
158, 159, 161, 178
benefícios, 38
exemplo, 38
cuidar de si mesmo
e a assertividade, 220
estratégias para aliviar o estresse, 49,
54, 57
culpa
por ter comido, 8, 17, 28, 41, 53, 59,
60, 71, 108, 131, 135, 140, 141, 147,
149, 153, 154, 156, 168, 199, 205,
213, 214, 215, 223
por ter recusado comida, 86, 90, 94,
95, 104

desejos alimentares
administração dos, 35-7
controle dos, 8, 60, 203
e as emoções negativas, 63
experimento da fome e dos, 36
hábitos substitutivos, 32

inventar distrações deliberadas, 36-7, 157

diário de memórias, 41, 91-2, 100, 111, 157, 167, 186

dieta. *Ver* plano alimentar

direito de comer, 98, 103, 119, 120, 220, 228

  armadilha do direito à comida, 70-4

  armadilha do "não" ilegítimo, 96-8

"disco quebrado", técnica do, 86, 87

distrações

  deliberadas para afastar a fome e os desejos alimentares, 36-7, 154

  deliberadas para afastar o desconforto emocional, 67, 68-9, 70

  durante a alimentação, 28, 49

  lembretes visuais para prestar atenção, 28

  Lista de atividades para distração, 69

  Lista de distrações, 37

diversas armadilhas da vida

  autocontrole, 224-5

  elogiar a si mesmo, 225, 227

  estratégias fundamentais, 221, 223, 226-8

  lembretes, 222, 223, 224, 225, 227

  lista de vantagens, 222, 223, 224, 225, 227

  motivação, 222

  pensamentos de sabotagem, 227

  Planos de fuga para, 219-28

elogiar a si mesmo, 29-30, 110, 111, 178, 225

  benefícios, 29-30

  para as diversas armadilhas da vida, 225, 227

  pelo autocontrole, 186, 187

  por resistir a quem oferece comida com insistência, 100

  por ter resistido à tentação, 157, 167

  sistema de lembretes, 29

emagrecimento. *Ver também* alimentos favoritos

aprender as estratégias antes de começar a dieta, 24

dificuldade a longo prazo, 4

e o hábito de abrir exceções, 33-5

e o remorso, 156, 157

erros análogos, 196-200

erros durante a dieta, 29, 195-217

estratégias fundamentais, 18, 23-42, 205, 226-7

experimento da fome e dos desejos alimentares, 36

falsas expectativas, 6, 175-6

marcar horários para comer, 35, 37-8, 158, 159, 161, 177

mentalidade de alimento bom/alimento ruim, 212-3, 214

pensamento "tudo ou nada", 12, 112, 145, 181, 202, 211-5

perda de peso na primeira semana, 6

perguntas que você deve fazer a si mesmo, 23

períodos difíceis, 35, 40-2, 175-7

plano alimentar idêntico para emagrecer e não voltar a engordar, 38

plano alimentar, 23, 38-40

preparação, 23-6

recapitular a história pessoal, 207

recomeçar, 207-11, 221

regras absurdamente rígidas, 143-6, 205, 228

TCC para dificuldades de, 11

voltar à linha, 29, 195-217

emoções. *Ver também* Armadilhas de comilança emocional

  aceitação das, 66

  apatia (armadilha do "pouco me importa"), 190-2, 194

  cuidado para não pôr em primeiro lugar as emoções de outras pessoas, 93, 94, 98

  culpa por recusar comida, 86, 90, 94, 95, 104

  culpa por ter comido, 8, 17, 28, 41, 53, 59, 60, 71, 108, 131, 135, 140,

ÍNDICE REMISSIVO

141, 147, 149, 153, 154, 166, 168, 199, 205, 213, 214, 215, 223
das armadilhas psicológicas, 175
experimento de sentimentos negativos com cronômetro, 67
habilidades para lidar com as, 7-8, 67
identificar sentimentos que se disfarçam de fome, 74-5
os sentimentos negativos como coisas "más", 64, 65, 66
pontos máximos e mínimos da emoção intensa, 66, 67
erros análogos, 196-7, 199-200
erros, 195-217. *Ver também* Armadilhas de sair da linha
estratégias fundamentais, 18, 23-42, 205, 226-7
administrar a fome e os desejos alimentares, 35-7
adotar um plano alimentar para toda a vida, 38-40
comer sentado, devagar e prestando atenção, 28-9, 49, 56
cronograma de alimentação, 37-8
download da lista, 24
e as diversas armadilhas da vida, 223, 225, 227-8
e recomeçar a dieta, 210, 211, 221
elogiar a si mesmo, 29-30
experimento, 25
fortalecer a "musculatura de resistência", 33-5
lembretes, 30-2
lista de vantagens, 26-7
lista, 25
pesar-se todos os dias, 32-3
preparação e materiais necessários, 24
registrar "memórias que valem a pena", 40-2
site para *download* da lista, 24
estresse, 55
crônico, 48
e a agenda diária, 51-2
e ganho de peso, 48

e perfeccionismo, 222
identificar as situações em que ele aumenta, 58
menu de técnicas de redução de, 58
"momentos difíceis", 58
obstaculiza o esforço para perder peso, 47
positivo, 48
sentar-se com um amigo para encontrar soluções, 58
exercícios físicos
manter a rotina nos fins de semana na casa dos pais, 110
para fadiga, 78
Plano de alimentação e exercícios para a viagem de férias, 144
programá-los durante as férias e na época de festas, 161, 165, 167
programá-los durante viagens, 139

fadiga
e alimentação, 76, 78
exercício para acordar, 78
fast-food (comida de lanchonete), 71
em viagens, 134
lembretes, 71, 73, 135
férias, 139-43
Lista de vantagens e desvantagens (de comer tudo o que eu quiser), 140
Lista de vantagens e desvantagens (de manter o controle), 141
para a escapar à mentalidade do "vale tudo", 142-3
Plano de alimentação e exercícios para a viagem de férias, 144
visualização das consequências, 142
festas e comemorações. *Ver* Armadilhas da época de festas
fins de semana
e superalimentação, 93-6
Plano para passar o fim de semana na casa dos pais, 106, 110
rotina de exercícios nos, 110

fome
  administrar a, 35-7
  alimentos que minimizam a sensação
    de, 39
  distrações deliberadas, 36-7
  e comer fora, 128-9, 130
  e os pensamentos de sabotagem, 190
  emoções que se confundem com a,
    74-5, 78
  experimento de fome e desejos
    alimentares, 36
  lembrete, 75
  na hora das refeições, 115, 116
  nas festas, 153
  nas viagens, 110, 137
força de vontade. *Ver* autocontrole

gatilhos de alimentação, 17, 77-8

junk food. *Ver* alimentos de alto valor
  calórico e baixo valor nutricional

lembretes, 12-3, 30-2, 49
  armadilhas da época de festas, 151,
    154, 156, 157, 159, 160, 162, 164,
    165, 171
  Armadilhas de comilança emocional,
    65, 66, 68, 69, 70, 71, 72, 73, 75,
    77, 78
  armadilhas de insistência alheia, 87,
    89, 90, 92, 96, 97, 99, 100, 102
  armadilhas de sair da linha, 197, 198,
    200, 202, 204, 206, 208, 209, 210,
    212, 213, 214, 218
  Armadilhas de viagens e de comer
    fora de casa, 130, 131, 132, 135,
    136, 137, 138, 141, 142, 148
  armadilhas do estresse, 50, 51, 53, 59,
    62
  armadilhas familiares, 113, 116, 120,
    123
  armadilhas psicológicas, 176, 178,
    179, 182, 183, 184, 189, 191, 194
  assertividade, 117

benefícios, 32
diversas armadilhas da vida, 222,
  223, 224, 225, 227
exemplos, 12-3, 31
fast food (comida de lanchonete), 71,
  73, 135
fortalecer a "musculatura de
  resistência", 34, 35
instruções, 31
junk food (alimentos de alto valor
  calórico e baixo valor nutricional),
  154
lista de vantagens, 183
pensamentos de sabotagem, 12-3,
  30-2, 34, 35, 43
pesar-se toda manhã, 33
quando ler, 31-2, 60, 100, 110, 111,
  131, 166, 203
"técnica das três perguntas", 198-9,
  200

memórias que valem a pena", 40-2
  benefícios do registro de, 42
  exemplo, 41
  experiências a serem levadas em
    conta, 40-1
  leitura da lista de, 41
  registro das, 41, 91-2, 100
modelo a ser imitado, 98
motivação, 4
  e o hábito de elogiar a si mesmo, 29
  estratégias de, 18
  lista de vantagens, 26-7
  "memórias que valem a pena" para
    aumentar a, 42
  para as diversas armadilhas da vida,
    222
  para mudar o comportamento, 8, 55
  perda de, 181, 190-2
"musculatura de resistência", 33-5, 94,
  112, 227

obesidade crônica, 11
objetivos

ÍNDICE REMISSIVO

a tentação como obstáculo, 113
aprender estratégias de mudança
positiva, 9, 15, 17, 44, 227-8
comportamento incompatível com os,
71, 74, 107, 108, 112, 130, 150, 156
e a autoconfiança, 34
e o estresse, 48
investimento de tempo e energia nos,
52
legitimidade dos, 98, 116, 120, 122
lembretes, 32, 108, 110, 120, 156,
176, 184
pensamentos de sabotagem que
obstaculizam, 113
perda de peso, 3, 6, 7, 25, 31, 42, 44,
53, 71, 97, 98, 108, 113, 122, 130,
147, 156, 184
Planos de fuga para alcançar, 43, 44
realizações passadas, 194, 223
saúde, 4, 53, 116, 120
técnica de parar e lembrar, 17
pensamento "tudo ou nada", 12, 112,
145, 181, 202, 211-5
pensamentos de sabotagem, 4, 10, 50
abrir exceções como exemplo típico,
33-4
antes da dieta, 24
armadilhas da época de festas, 150,
151, 156
armadilhas de sair da linha, 207
Armadilhas de viagens e de comer
fora de casa, 127, 128, 135, 143, 146
armadilhas familiares, 108, 112
armadilhas psicológicas, 176, 177,
185, 187, 188, 194
caracterizados pela presença das
expressões "deve", "tem de" e "não
posso jamais", 55
caracterizados por palavras absolutas
("sempre", "nunca"), 55
como contestar, 10-1
criar uma resposta convincente para
os, 43, 99, 151, 156
diversas armadilhas da vida, 227

e as coisas que dizemos a nós
mesmos, 187
e o comportamento alimentar, 16, 17
e o poder da mente, 10-3
e os lembretes, 12-3, 30-2, 34, 35, 43,
156
exemplos, 30-1, 50
gatilhos, 16, 17
identificação, 11, 121
"já era" como exemplo típico, 195
longevidade dos, 14
"musculatura de desistência"
psicológica, 34, 35, 190
"não vale a pena" como exemplo
típico, 40
os fins de semana e a alimentação, 94
pensamento clássico de enganar a si
mesmo, 109
registrar, 43
TCC para reagir aos, 11-2, 14
"técnica das três perguntas", 198-9
perda de peso
a longo prazo, 3
aprender a perder peso, 4, 11, 201-2,
203
benefícios, 18-9, 189
como motivo legítimo para recusar
comida, 96-7, 98, 103
difícil para todos, 44
elogiar a si mesmo, 30
esforço da, 9, 187-9
experiência típica de dieta, 5-7
lista de vantagens, 26-7, 49, 56, 74,
110, 166, 176, 180
mesmo plano alimentar para
emagrecer e para não voltar a
engordar, 38-9
perfeccionismo, 161-3, 221-2, 228
pesar-se
diariamente (todas as manhãs), 32-3
e a dessensibilização para o que diz a
balança, 33
e a questão da responsabilidade, 33
e a volta das férias, 144, 146

e as festas de fim de ano, 157
e as flutuações do peso, 33
hora do dia, 33
lembrete, 33
registrar o peso, 33
peso
americanos acima do peso ideal, 3
causas comuns do ganho de, 48, 58, 76, 175, 196, 197
listar as consequências negativas do excesso de, 189
pessoas controladoras, 114-9
estratégias para lidar com, 118-9
planejamento de refeições. Ver cronograma de alimentação
planejamento. Ver também plano alimentar; Planos de fuga
ater-se aos planos, 180-93, 208
autoconfiança, 13, 34
como voltar ao plano, 207-11, 212
distrações e desvios, 63
e a "musculatura de resistência", 34
e o cronograma de alimentação, 37-8, 178
escrever um plano, 40, 91, 100, 130
lembretes, 12-3, 29, 131, 158, 164
Lista de guloseimas de fim de ano, 153-4
Lista do Dia de Ação de Graças, 166
Lista para "Se eu comer demais", 207
Lista para a véspera do dia de Ação de Graças, 159
"memórias que valem a pena", 40, 41
minados pelo cansaço, 76
para férias, 139-46
para guloseimas e alimentos favoritos, 39, 40, 73, 112, 151, 152, 154, 213-5
para o estresse, 50, 57
para viagens, 135-8, 145
pensamentos de sabotagem, 10, 12, 30, 43, 50, 195, 207
planejamento para comer os alimentos favoritos, 213

Plano de alimentação e exercícios para as férias, 144
plano de respostas a quem oferece comida com insistência, 100
plano para almoço com a família, 116-7
Plano para as batatinhas fritas, 133
Plano para depois da festa, 167
plano para férias e festas, 149, 151, 152, 154, 158-9, 164-6, 168, 169, 198, 199
Plano para o fim de semana na casa dos pais, 106, 110
Plano para o jantar com Mike, 117
Plano para os jantares da conferência, 136-7
Plano para recomeçar, 210
plano para visita à casa dos pais, 104
planos gerais de viagens, 138
planos para comer fora, 128-31, 134, 145
quando você vai comer, 37-8
regras não razoáveis, 52-5, 145-6, 184
situações que minam, 16
plano alimentar, 4
adotar para a vida inteira, 38-40, 178
alimentos que reduzem a fome, 39
armadilhas de festas e o costume de abandonar o plano, 159, 163, 166
ater-se ao, 4, 39
benefícios do, 40
demasiadamente rígido, 143-6
e os alimentos favoritos, 39
e restrição calórica, 38
flexibilidade do, 40
planejamento e registro diários, 40
plano alimentar para antes das festas, 161
qualidades do, 23, 39
Planos de fuga, 4, 17-8
armadilhas da época de festas, 169-170
armadilhas de comilança emocional, 78-9

ÍNDICE REMISSIVO

armadilhas de insistência alheia, 100-1
armadilhas de sair da linha, 215-6
armadilhas de viagens e de comer fora de casa, 146-7
armadilhas do estresse, 60-1
armadilhas familiares, 121-2
armadilhas psicológicas, 192-3
as diversas armadilhas da vida, 219-26
estratégias fundamentais para, 22, 23-42
instruções, 42-4, 60
internalização, 44
planilha, 231
rever e revisar, 44
site para fazer *download*, 24, 42
porções, 94, 112, 178, 210, 211-2
alimentos favoritos, 178, 182, 213, 214
diárias de *junk food*, 39
do plano alimentar, 40
em época de festas, 164, 166, 167
quando se come fora, 127, 128, 129, 131, 132, 133, 134, 136, 137, 139, 144, 146, 176
redução do tamanho das, 42

recomeçar a dieta, 207-11, 212, 221
Lista para o recomeço, 210
responsabilidade
lista de estratégias fundamentais, 24, 25
pesar-se toda manhã, 33
plano alimentar, 40
restaurantes, comer em. *Ver* Armadilhas de viagens e de comer fora de casa

sistema de lembrança, 29, 203, 204
sistemas de apoio, 228
site: Beck Diet Solution, 229
download da planilha de plano de fuga, 24, 42
download de lista de estratégias fundamentais, 24

sono
cansaço e alimentação, 76
hora obrigatória de ir deitar, 76
lembrete, 77
superalimentação. *Ver* comer demais

tabela de análise de custos, 95
teatrinho, 85-6, 116-7, 118
"técnica das três perguntas", 198-9, 200
tentação. *Ver também* Armadilhas familiares
"musculatura de resistência" para vencer, 34
ceder à tentação e a "musculatura de desistência", 34
desviar-se do plano alimentar, 167
e armadilhas de comilança emocional, 75, 78
e as armadilhas da dieta, 5, 7
e as armadilhas da época de festas, 152-5, 159, 160, 161, 167
e as armadilhas de insistência alheia, 98
e as armadilhas familiares, 103, 111-3
e comer fora, 128, 130-1, 133, 134
e fome, 153
e *junk food*, 112
e o diário de memórias, 41
elogiar a si mesmo por resistir à, 157, 167
estratégias fundamentais para vencer, 26, 32, 37
identificar situações específicas, 42
lembretes, 31-2
Lista de guloseimas de fim de ano, 153-4
Lista de vantagens e desvantagens, 140
melhora no humor e resistência à tentação, 34-5
pensamentos de sabotagem, 15, 30
Planos de fuga para a, 4

tirar um alimento de dentro de casa, 112, 113

Terapia Cognitivo-Comportamental (TCC), 11
consciência e mudança como conceitos-chave, 11
e o sucesso na perda de peso, 18
resistir às armadilhas da dieta por meio da, 15
sua premissa: mudar os pensamentos, mudar o cérebro, 13-4, 15

Teste: Quais são as piores armadilhas para você?, 19-22

transtorno da compulsão alimentar periódica, 11

transtornos alimentares, 9

trapacear, 10, 204, 216. *Ver também* erros

vantagens, lista de, 26-7, 49
atribuir notas aos itens, 176, 180
efeitos de criá-la e revisá-la, 27
exemplos, 27, 56
ideias para que as vantagens sempre pareçam novas, 27
leitura da, 26, 74, 110, 166, 203
lembrete sobre a, 183
para as diversas armadilhas da vida, 219, 220, 221, 222, 223
postagens, 74
várias listas, 74

visualização
consequências das férias, 142
"erros análogos," 196-7, 199-200
para a assertividade, 118
para ignorar comentários negativos, 106, 107

GRÁFICA PAYM
Tel. [11] 4392-3344
paym@graficapaym.com.br